ZHENGJIWAN ZHIYE WEIHAI
FANGHU ZHINAN

正己烷职业危害
防护指南

吴礼康　田亚锋　主编

化学工业出版社
·北京·

《正己烷职业危害防护指南》以《正己烷职业危害防护导则》（GBZ/T 284—2016）为主要依据，对标准中条文进一步细化和补充。主要内容包括正己烷职业危害防护的基本要求、职业接触的危害识别与风险评估、职业危害风险控制、职业健康监护、职业健康教育与健康促进及中毒应急处置与救治等。本书采用通俗易懂、科学严谨的语言，亲身处置的真实案例，阐明正己烷在企业中可能产生的危害及管理要点，为劳动者、用人单位正确防护正己烷提供系统、实用的方案。

《正己烷职业危害防护指南》既是正己烷职业防护的实用手册，也是企业培训的权威教材，同时也可作为职业健康服务机构和监管部门指导、宣传和监督的重要依据，还可供高等院校相关专业师生参考阅读。

图书在版编目（CIP）数据

正己烷职业危害防护指南/吴礼康，田亚锋主编. —北京：化学工业出版社，2019.11
ISBN 978-7-122-35576-8

Ⅰ.①正… Ⅱ.①吴…②田… Ⅲ.①己烷-职类危害-防护-指南 Ⅳ.①R135-62

中国版本图书馆 CIP 数据核字（2019）第 255390 号

责任编辑：高　震　杜进祥　　　文字编辑：孙凤英
责任校对：王素芹　　　　　　　装帧设计：韩　飞

出版发行：化学工业出版社（北京市东城区青年湖南街 13 号　邮政编码 100011）
印　　装：三河市延风印装有限公司
710mm×1000mm　1/16　印张 14　字数 223 千字
2019 年 12 月北京第 1 版第 1 次印刷

购书咨询：010-64518888　　　售后服务：010-64518899
网　　址：http://www.cip.com.cn
凡购买本书，如有缺损质量问题，本社销售中心负责调换。

定　　价：58.00 元

《正己烷职业危害防护指南》编写人员名单

主　　编：吴礼康　田亚锋

副 主 编：黄先青　刘开钳

参编人员（按姓氏笔画排序）：

王丽华　副主任医师　深圳市宝安区疾病预防控制中心

冯文艇　副主任医师　深圳市职业病防治院

何　坚　主任医师　　深圳市职业病防治院

鲜　敏　统计师　　　深圳市宝安区疾病预防控制中心

因正己烷具有高挥发性和强脱脂性的特点，常作为除污清洗剂（如白电油等）的主要组分。使用含正己烷的溶剂作为清洁剂不仅工作效率得到大幅提高且良品率也十分满意。在沿海发达地区的电子、印刷、五金和制鞋等行业，含正己烷的溶剂得到广泛应用，如印刷机的清洗、手机和电脑表面的除污、制鞋的黏合等。正己烷虽不属于《高毒物品目录》中的物质，却具有蓄积作用，可经呼吸道和皮肤等多种途径进入人体。在无尘（洁净）车间、空调房间等密闭空间使用含有正己烷的溶剂来清洗或擦拭物件等工作场所，或在通风不良、缺乏个人防护、超时劳动等清洗岗位的不良作业条件下，经常会出现以多发性周围神经损害为主的慢性职业病。正己烷中毒开始时是以感觉神经障碍为主，后发展到运动神经障碍。轻者表现为四肢麻木，逐渐发展成下肢不能站立、肌肉萎缩，严重者可导致瘫痪。正己烷中毒往往以群发性出现，少则十几人，多则几十人甚至上百人。该病发病隐匿且缓慢，类似"风湿病"表现而易被误诊，治疗与康复期长达 2～3 年之久，既给劳动者带来极大的伤害，又给企业造成经济损失，破坏了社会和谐与稳定，如央视、中国青年报、健康报等主流媒体报道的苏州某科技公司 47 名工人正己烷中毒和深圳某企业 33 名工人正己烷中毒事故，给社会造成恶劣的影响。正因为如此，卫生部等相关部门在全国开展的《国家职业健康状况调查》和《国家重点职业病哨点监测》均把正己烷作为重点监测对象。

虽然我国已制定了正己烷工作场所的职业接触限值、标准检测方法和生物材料检测方法，也有职业健康体检规范和职业病诊断标准，为中小微企业预防和控制正己烷职业危害发挥了一定的作用，但群发性的慢性正己烷中毒还是不断发生，究其原因就是缺乏专门的有关正己烷职业危害防护的标准和规范。因此，国家卫计委组织专家制定了《正己烷职业危害防护导则》（GBZ/T 284—2016，以下简称《导则》），《导则》已于 2016 年11 月 29 日发布，2017 年 5 月 1 日起实施。该《导则》是高度凝练的精髓，但在宣贯过程中，发现各地对《导则》的认识存在很大差异，为了配合宣贯，在国家卫健委的要求下，进一步编写了《正己烷职业危害防护指南》（简称《指南》）。《指南》是对《导则》的细化和补充。

《指南》编写组成员不仅具有扎实的理论基础，而且具有多年正己烷防控的丰富经验。《指南》主要内容包括正己烷职业危害防护的基本要求、职业接触的危害识别与风险评估、职业危害的风险控制、职业健康监护、职业健康教育与健康促进以及中毒应急处置与救治等。《指南》通过通俗易懂、科学严谨的语言，亲身处置的多起真实案例，阐明正己烷在企业中可能产生的危害及管理要点，为劳动者、用人单位、职业卫生监管和职业卫生服务人员正确防护正己烷职业危害提供系统、实用的方案。

《指南》一书既是正己烷职业防护的实用手册，也是企业培训的权威教材，相信能作为职业卫生服务机构和职业卫生监督管理部门指导、咨询和宣传的重要依据，从而为预防和控制慢性正己烷中毒发挥积极而有效的作用，为经济发展和社会的稳定繁荣做出贡献。

中国疾病预防控制中心职业卫生与中毒控制所 所长：

深圳是中国改革的前沿和对外开放的窗口，经济繁荣、工业发达，是劳务工流入数量最多的地区之一。深圳的职业病危害因素以有机溶剂［如正己烷、三氯乙烯、三氯甲烷和三苯（指苯、甲苯、二甲苯）等］、粉尘、噪声较为常见，这些危害因素主要分布在五金、电子电器、印刷、宝石加工、塑胶玩具等行业，早期正己烷引起的职业中毒占职业病发病数的50％以上。在职业病危害预防和控制上，经过不断的现场干预和有针对性的职业病防治技术研究，尤其是在正己烷职业危害防护上成效显著，使得正己烷群体中毒事件下降95％以上，对保护广大劳务工健康和生命发挥了十分重要的作用。

　　正己烷职业中毒分成急性中毒和慢性中毒，以慢性中毒发病率较高。根据职业性慢性正己烷中毒的诊断标准，正己烷中毒分为轻度、中度和重度，由于发病隐匿，以重度中毒较为常见。正确防护是预防慢性正己烷中毒的最有效的措施之一，2012年编者编写出版了《工作场所正己烷职业安全卫生防护手册》（以下简称《手册》）。在此基础上，编者主持起草制定了国家标准《正己烷职业危害防护导则》（GBZ/T 284—2016，以下简称导则），该《导则》主要从职业危害防护的基本要求、职业接触的危害识别与风险评价、风险控制和应急处理与救援四个方面规定了正己烷职业危害防护原则和范畴。

　　正己烷职业危害防控历来受到深圳市政府的高度重视，在《深圳市职业病防治规划（2017—2020）》中特别将"慢性正己烷中毒"纳入重点职业病监测范围内。《导则》在全国实施后，深圳市政府认为这是对深圳市"慢性正己烷中毒"防控有力推动，特地拨出专款给以资助和支持。为此，我们组织了《导则》标准制定者和参与救治正己烷中毒的相关人员，按照《导则》标准的要点编写了《正己烷职业危害防护指南》（以下简称《指南》），这也是落实国家卫健委有关部门要求对颁布的标准应全力宣贯和标准适应性的一个体现。

　　从《手册》到《导则》再到《指南》，是正己烷职业危害防护不断完善的过程，《导则》是对《手册》提炼和升华，《指南》是对《导则》的进一步细化和补充，也是《导则》宣贯和实施的重要参考资料。

《指南》的主要内容依据《导则》的内容逐步展开，该《指南》分成六章，分别是：职业危害防护的基本要求、职业接触的危害识别与风险评估、职业危害风险控制、职业健康监护、职业健康教育与健康促进、中毒应急处置与救治等。每个章节详细阐述了正己烷国内外研究的最新进展，从基本知识到现场防护要点，从日常监测到应急处置，从健康教育到职业健康检查都进行了通俗易懂、便于掌握的详尽说明，尤其对每章中的案例分析进行了剖析并指出防护的关键点。

由于我们经验和水平所限，本书难免存在疏漏之处，望同仁及读者指正。

吴礼康

2019 年 10 月

第三章　职业危害风险控制　　53

第五章　职业健康教育与健康促进　　113

第六章　中毒应急处置与救治　　149

> **附　录** 161

第一章

职业危害防护的
基本要求

《正己烷职业危害防护导则》（GBZ/T 284—2016）（以下简称《导则》）2016 年 11 月 29 日发布，2017 年 5 月 1 日起实施。本章主要介绍该标准制定的目的与意义、依据的标准和规范、防护的基本要求和使用的补充说明。

第一节　概述

正己烷易挥发（沸点 68.74℃），几乎不溶于水，易溶于氯仿、乙醚、乙醇，从而具有高挥发性和良好脱脂性的特点，因此常作为除污清洗剂（如白电油等）的主要组分。使用含正己烷的溶剂作为清洁剂不仅工作效率得到大幅提高且良品率也十分满意，在沿海发达地区的电子、印刷、五金和制鞋等行业得到广泛应用，如印刷机的清洗、手机和电脑表面的除污、制鞋的黏合等。正己烷虽未列入卫生部颁布的《高毒物品目录》（2003 版），却具有蓄积作用，可经呼吸道和皮肤等多种途径进入人体，在无尘（洁净）车间、空调房间等密闭空间使用含有正己烷的溶剂用来清洗或擦拭物件等工作场所或在通风不良、缺乏个人防护、超时劳动等清洗岗位的不良作业条件下，经常会出现以多发性周围神经损害为主的慢性职业病，轻者表现为四肢麻木、逐渐发展成下肢不能站立、肌肉萎缩、严重者可导致瘫痪，该病往往以群发性出现，少则十几人，多则几十人甚至上百人。该病发病隐匿且缓慢，类似"风湿病"表现而易被误诊，治疗与康复期长达 2～3 年之久，既给劳动者带来极大的伤害，也给企业造成经济损失，破坏了社会和谐与稳定，一度成为社会关注的焦点和热点问题，如中央电视台、《中国青年报》、《健康报》等主流媒体报道的苏州某科技公司 47 名正己烷中毒和深圳某企业 33 名正己烷中毒事故，给社会造成恶劣的影响。正因为如此，2011 年卫生部等九部委开展的"国家职业健康状况调查"（卫监督发［2011］40 号）和 2011 年连续三年开展的"国家重点职业病哨点监测"均把正己烷作为重点监测对象。

我国虽已制定了正己烷工作场所的职业接触限值、标准检测方法和生物材料检测方法，也有职业健康体检规范和职业病诊断标准，为中小微企业预防和控制正己烷职业危害发挥了一定的作用，但群发性的慢性正己烷中毒还是不断发生，究其原因就是缺乏专门的有关正己烷职业危害防护的标准和规范。因此，卫生部将《正己烷职业危害防护导则》纳入 2011 年职业卫生标准制（修）订计划（项目编号：20110219）。主要起草单位立足于全国首批开展基本职业卫生服务（BOHS）试点地区，针对慢性正己烷群发性职业病发病的特点，因地制宜开展预防和控制措施，使得慢性正己烷群发性职业病得到有效控制。《导则》为适应工作场所正己烷危害的防护而研制的，一年时间内（2011 年 4 月至 2012 年 5 月 31 日）按时完成了《导则》的研制工作。

第二节　正己烷职业防护依据标准和规范

一、任务来源与主要工作

针对正己烷职业危害的现状，为预防和控制其发生，深圳市宝安区疾病预防控制中心和广东省职业病防治院于 2011 年 1 月向卫生部职业卫生标准专业委员会提出了《导则》卫生标准制订项目建议书，该建议书于 2011 年 5 月获得卫生部政策法规司批准立项。执行起止时间为 2011 年 4 月至 2012 年 5 月 31 日。

按照卫生部政策法规司 2011 年的指定，主要标准制订单位深圳市宝安区疾病预防控制中心、广东省职业病防治院对《导则》的卫生标准项目负责研制。参加协作的单位：深圳市职业病防治院、深圳市福永卫生监督所和富士康科技集团卫生处（深圳）。

承担单位接受任务后，深圳市宝安区疾病预防控制中心与协作单位进行了充分的讨论和协商，成立了由上述单位组成的标准编制工作组。首先于 2011 年 4 月份到北京参加了职业卫生标准委员会秘书处召开的标准制订研讨会，会上确定了《导则》应遵循的标准、原则、内容和章节组成；其次在 2011 年 5 月份到北京参加了由卫生部卫生监督中心举办的卫生标准编写培训班，获得了合格证书（卫培证字　第 0383 号），掌握了标准制订的工作规范；2011 年 6 月份及时在深圳召开项目启动与研讨会议，对项目实施明确分工与时间进度安排等。此后分别召开了中期进展汇报会、用人单位 EHS 人员座谈会、省市区专家座谈会以及初稿专家评审会等会议。2012 年 7 月份在北京参加职业卫生标准审查会，获得全票通过，修改后形成报批稿（见职卫标发〔2012〕029 号）。每个季度按时向职业卫生标准委员会提供《导则》的研究进展和经费使用情况，不断得到职业卫生标准委员会的指导和帮助。

正己烷职业中毒分成急性中毒和慢性中毒两个部分，而慢性中毒表现为群发性且较为普遍。因此，主要起草人依据我国现行有效的职业卫生法律法规与标准，参照美国、澳大利亚、中国香港与新加坡等地的职业卫生防护信息，以慢性正己烷职业中毒的防护为主开展了资料收集与《导则》撰写工作。考虑到《导则》的适用范围，协作组除省市职防院参加外，还包含基层职防单位，既有职业卫生技术服务机构，也有职业卫生监督部门参与，充分吸纳各职防体系共同的智慧。由于《导则》最终主要是供用人单位使用，故课题组将具有代表性的企业——富士康科技集团纳入协作单位，以使《导则》更有针对性和可操作性，这是《导则》的特点之一。

二、与法律法规、标准规范的关系

《导则》制订之前，国内尚未有现成的正己烷职业危害防护导则。在法律法规方面，《中华人民共和国职业病防治法》（以下简称《职业病防治法》）、《使用有毒物品作业场所劳动保护条例》、《用人单位职业病防治指南》和国家安监总局颁布的《工作场所职业卫生监督管理规定》、《建设项目职业卫生"三同时"监督管理暂行规定》（总局令第 90 号）等有关法律法规、标准规范对用人单位职业病预防控制作了一些原则性的规定，但未对正己烷职业危害预防控制做出针对性强、可操作性的规定。在标准规范上，工作场所空气中正己烷的接触限值、空气监测、生物检测和职业健康检查、职业病诊断和人群接触方面有一系列的标准和规范（如 GBZ 2.1《工作场所有害因素职业接触限值　第 1 部分：化学有害因素-339 正己烷》、WS/T 243《职业接触正己烷的生物限值》、GBZ/T 300.60《工作场所空气有毒物质测定》、GBZ 188《职业健康监护技术规范-5.26 正己烷》、GBZ 84《职业性慢性正己烷中毒诊断标准》），但对工作场所正己烷职业危害如何预防和控制，综合治理上没有现成可操作的指引。

《导则》体现了修订版《职业病防治法》关于"职业病防治工作坚持预防为主、防治结合的方针，建立用人单位负责，行政机关监管，行业自律，职工参与和社会监督的机制，实行分类管理、综合治理"的职业病防治工作原则。《导则》的相关定义、用人单位基本卫生要求、职业接触的危害识别与风险评估、风险控制、个人防护以及应急处理与救援等内容的编写，参考和引用了 GB 14866《个人用眼护具技术要求》、GB 50073《洁净厂房设计规范》、GB/T 11651《个体防护装备选用规范》、GB/T 18664《呼吸防护用品的选择、使用与维护》、GB/T 16180《劳动能力鉴定　职工工伤与职业病致残等级》、GBZ 1《工业企业设计卫生标准》、GBZ 84《职业性慢性正己烷中毒诊断标准》、GBZ 158《工作场所职业病危害警示标识》、GBZ 159《工作场所空气中有害物质监测的采样规范》、GBZ/T 300.60《工作场所空气有毒物质测定》、GBZ 188《职业健康监护技术规范》、GBZ/T 194《工作场所防止职业中毒卫生工程防护措施规范》、GBZ/T 195《有机溶剂作业场所个人职业病防护用品使用规范》、GBZ/T 205《密闭空间作业职业危害防护规范》、GBZ/T 225《用人单位职业病防治指南》等标准和规范。

　　未检索到国外相关的法律、法规，但通过美国职业安全健康管理局（OSHA）网页查询到"正己烷职业安全与健康指南"、《危险化学品使用手册》和澳大利亚出版的《职业卫生导则》等相关资料，《导则》根据我国的实际情况选取了这些指南、手册和导则的部分内容。

三、《正己烷职业危害防护导则》起草原则

　　导则是给出某主题的指导性、规则性信息建议的文件。《导则》研制过程遵循合法性、科学性、合理性和可行性的原则起草标准。

1. 合法性原则

　　《导则》的起草以现行的职业病防治法律法规为依据，严格遵循《职业病防治法》及其配套法规的规定，采纳国际劳工组织有关公约和建议书的部分内容，与现行国家职业卫生标准保持一致。

2. 科学性原则

　　通过查询文献、现场职业流行病学调查、资料分析和论证，掌握了目前我国正己烷职业危害现状、特点及其变化规律，确定了正己烷职业危害因素、主要危害后果以及职业病防治工作中的主要存在问题，广泛征求了职业卫生专家和反复征询正己烷用人单位职业卫生管理人员的意见后，提出了相应的预防控制防护导则，确保《导则》的科学性。

3. 合理性原则

在了解发达国家正己烷职业防护技术发展水平的基础上，既考虑与国际接轨，又充分考虑我国目前正己烷生产和使用的现状、经济、技术能力和产业政策，提出了切实可行的正己烷职业危害防护措施，保证《导则》的合理性。

4. 可行性原则

为保证《导则》的可操作性，在大量收集、整理和分析正己烷中毒原因和规律的基础上，第一，提出在源头上控制正己烷的危害，如在选用除污剂清洗物件时，除索取合格的 MSDS（化学品安全技术说明书）的同时，还需提供挥发性组分的测试报告，尽量选择正己烷含量低的溶剂，最好选用医用酒精、异丙醇、正庚烷等化学品替代正己烷；第二，工作场所的有效通风是预防正己烷中毒最有效和最经济的方式，局部通风和全面通风同时补充新风从而降低工作场所正己烷的浓度，避免劳动者在高浓度下长期工作，会起到事半功倍的效果；第三，佩戴合格的个人防护用品是预防正己烷危害的最后措施；第四，若发现劳动者有四肢麻木、站立困难等现象，应立即脱离岗位并及时就医。这些简便易行的条文通过召开生产和使用正己烷单位职业卫生管理人员（EHS）座谈会、在部分企业试行等方式，不断充实和完善《导则》内涵，从而提高了《导则》的可行性。

四、《正己烷职业危害防护导则》依据的法律法规和标准

（1）《导则》适时贯彻了《职业病防治法》，尤其在《导则》的适用范围中得到落实。特别强调是存在正己烷职业危害的用人单位为主要法律责任主体，职业卫生监督管理部门主要指《职业病防治法》规定的行政部门，而职业卫生技术服务机构是指各级政府主导的职业卫生技术支撑部门和社会职业卫生服务部门。

（2）用人单位基本职责是依据《用人单位职业病防治指南》的有关规定编写的。

（3）导则的第五部分的章节是参照《职业卫生导则》有关职业卫生学定义的四项基本原则：预评价、识别、评价和危害控制撰写的，第六部分

的风险控制是参照《职业卫生导则》定义危害控制为消除/替代、工程控制、管理控制和个人防护用品这样的层级顺序完成的，第七部分的应急处理与救援是参照《危险化学品使用手册》有关正己烷条款编写的。

（4）《导则》的附录 A 是根据国际劳工组织编写的、中国疾病预防控制中心职业卫生与中毒控制所组织编译的"中小企业职业安全卫生防护手册"的主题思路、框架，结合我国正己烷使用、运输、储存等实际情况，尤其是容易发生正己烷中毒的关键环节进行编制的，以通俗易懂、简便易行方式完成的。

第三节　防护的基本要求

一、内容与范围

《导则》规定了正己烷职业危害防护的基本要求、职业接触的危害识别与风险评估、风险控制及应急处理与救援等内容。

《导则》适用于存在正己烷职业接触的用人单位，也适用于职业卫生监督管理部门与职业卫生技术服务机构。

二、职业危害防护的基本要求

1. 正己烷职业危害防护基本要点

正己烷是一种饱和脂肪烃类毒物。因其具有高挥发性和高脂溶性，可在体内蓄积并侵害神经系统而导致职业性急性或慢性中毒。慢性正己烷职业中毒的特点是隐匿而缓慢的，常呈群发性。在使用除污清洁剂或有机黏合剂前应明确其成分或挥发性组分，不应在密闭空调等通风不良的环境下安排劳动者从事接触正己烷工作或连续加班工作。这个基本要点有四个层面说明，其一正己烷化学品的性质，沸点低、易挥发，不溶于水，易溶于有机溶剂，所以具有挥发性高、脱脂效果好的特点。其二正己烷进入人体后引起发病的特点，不知不觉中感觉神经和运动神经受到损害，表现站立不稳、握拳不力的现象。其三正己烷常常存在于清洁剂或黏合剂中，而不是以正己烷的名义出现，所以在企业中使用清洁剂或黏合剂时不知道有正己烷的存在。其四在一种特殊的环境且工作时间较长就会产生职业病，也就是通风不良的环境中，诸如无尘车间或空调房间等。这四个要点就是要说明《导则》与其他导则的不同点，需要解决的问题。开门见山直接点清楚正己烷中毒的特点和防护的关键点，让使用《导则》的人员立刻明白《导则》的目的和意义，这是《导则》的创新点之二。

2. 用人单位基本职责

（1）按照《职业病防治法》要求建立职业病防治责任制并依法申报职业病危害项目。设置职业卫生管理机构（组织），配备专（兼）职的职业卫生管理人员并接受职业卫生培训。职业病防治的主体是用人单位，用人单位存在职业病危害首先要申报，只有申报了职业病危害，职业卫生服务机构才能提供预防和控制职业病的技术要求和指导改进措施，所以这是最基本也是最重要的职责。

（2）在控制和消除职业病危害方面，应做好以下工作：

① 在建设项目可行性论证阶段，应向监管部门提交职业病危害预评价报告。涉及职业病危害严重的建设项目，除分别提供职业病危害预评价报告、职业病防护设施设计专篇和职业病危害控制效果评价外，还必须满足职业病防护设施现场验收条件，每3年至少进行一次职业病危害现状评价。提到"若没实施职业卫生'三同时'就已投入生产运行，也应进行职业病危害现状评价"。因现实中许多中小企业投产前没有实施职业卫生"三同时"就已生产运行，且运行好长时间，极易造成正己烷中毒事故的发生。针对这种情况开展职业病危害现状评价来补充未评价的漏洞，以达到控制职业病发生的目的。

② 应委托取得相应资质的职业卫生技术服务机构，对工作场所空气中正己烷每年至少进行一次定期检测和评价。对不符合国家职业卫生标准和卫生要求的工作场所应立即采取相应的治理措施，确保其符合职业健康环境和条件的要求。

③ 在工作场所醒目位置应设置公告栏、警示标识和警示说明，使进入人员知悉工作场所存在的正己烷职业的危害后果和防护措施。

④ 制定正己烷职业危害防护设施维护制度，由专（兼）职人员定期进行维护、检修，确保正己烷职业危害防护设施处于正常工作状态。

⑤ 应建立、健全职业卫生培训和个人防护用品发放使用管理制度。

应对劳动者进行上岗前、在岗期间的职业卫生相关知识培训，确保劳动者具备必要的职业卫生知识，能正确使用正己烷职业危害防护设备和个人防护用品并督促劳动者正确使用和维护。

⑥ 应建立、健全职业健康监护制度，委托具有相应资质的医疗卫生机构进行职业健康检查，职业健康检查包含上岗前、在岗期间和离岗后。

⑦ 应建立、健全正己烷职业危害卫生档案和劳动者健康监护档案。

（3）经费保障。应确保正己烷职业危害防治管理必要的经费投入，为正己烷接触者缴纳工伤保险费。这里强调要为正己烷接触者缴纳工伤保险费也是针对中小企业的实际情况而制订。一旦发生正己烷中毒病人，可通过工伤保险来减轻企业的负担、保障劳动者的权益，也会使监督管理部门的工作能够到位，达到社会稳定和经济繁荣的目的。

第四节　使用《导则》补充说明

《导则》的内容包含正己烷职业危害防护的基本要求、职业接触的危害识别与风险评估、风险控制以及应急处理与救援等。《导则》主要服务对象是用人单位的管理者和劳动者。适用于存在正己烷职业接触的用人单位，也适用于职业卫生监督管理部门与职业卫生技术服务机构。具体来说《导则》适用于生产和使用正己烷企业的培训和年度检查，也适用于职业卫生服务机构和职业卫生监督管理部门指导、咨询和宣传工作。我国 GBZ 2.1—2019《工作场所有害因素职业接触限值　化学有害因素》中正己烷的时间加权平均容许浓度（PC-TWA）为 $100mg/m^3$，短时间接触容许浓度（PC-STEL）为 $180mg/m^3$。正己烷标示"皮"，表示正己烷可因皮肤、黏膜和眼睛直接接触蒸气和液体，通过完整的皮肤吸收引起全身效应。

一、正己烷中毒的流行病学特点

（1）正己烷中毒分为急性和慢性，以慢性中毒为多见，慢性中毒接触史通常为 3 个月以上；

（2）慢性中毒多表现为群体性发病，少则十几人、多则几十人，临床表现为神经末梢麻痹为主，开始表现为感觉神经障碍，后发展到运动神经障碍；

（3）群发性中毒多发生于无尘（洁净）车间、空调车间，引发中毒的岗位多见于使用白电油、抹机水和洗面水等擦拭岗位，常见于计算机、通信和其他电子设备制造业。

二、正己烷中毒的临床表现及特点

正己烷可经皮肤、呼吸道、消化道吸收。正己烷中毒可分为急性中毒和慢性中毒，以慢性中毒最为多见。

（1）急性中毒。吸入高浓度的正己烷可出现头晕、头痛、胸闷、眼和上呼吸道黏膜刺激及麻醉症状，甚至意识障碍。

（2）慢性中毒。以多发性周围神经病变最为常见，其特点为起病隐匿且进展缓慢。初期以感觉障碍为主，继而出现运动障碍。表现为手足麻木、疼痛、两腿酸软无力、行走困难、容易摔倒，严重者四肢远端肌肉萎缩。该病病程长，常常要一年以上才能完全恢复。

三、正己烷防护要点

1. 替代消除原则

在生产工艺许可的前提下，采用其他低风险物质如医用酒精、异丙醇、正庚烷等替代正己烷。

2. 先进工艺原则

优先采取机械化、自动化、密闭化与远程操作，避免直接接触含正己烷的化学品。

3. 局部通风原则

避免在通风不良的环境下使用正己烷，产生正己烷的作业岗位应安装局部机械排风装置，局部机械排风系统排气罩的设置应遵循形式适宜、位置正确、风量适中、强度足够、检修方便的设计原则，确保达到高捕集效率。尽量避免在人员密集的洁净车间使用含正己烷的溶剂，若使用，则强调要在产生正己烷的作业岗位安装局部机械排风装置。

4. 个人防护原则

针对正己烷进入人体的途径，做好个人防护，包括佩戴合适的符合要求的防毒口罩和胶防护指套或手套。

5. 行为控制原则

劳动者应注意个人卫生习惯，不应在工作场所进食、饮水。不应在存放和使用正己烷等化学品的周边抽烟，以避免火灾发生。不应将正己烷用于生产以外的其他用途，如用正己烷洗手、洗衣服、家具等。

6. 卫生管理原则

供应商应有相应资质，保证供应产品真实可靠，产品可溯源。更换白电油、抹机水、洗面水等溶剂应索取 MSDS 或进行必要的挥发性组分分析；不应在车间分装正己烷溶剂，应及时盖好盛装正己烷的容器；不使用敞开式容器（如小脸盆）盛装正己烷溶剂来清洗物件，应使用挤压式瓶子来压取正己烷溶剂；对蘸有正己烷的抹布使用后要及时收集和处理，以降低空气中正己烷的浓度，降低风险；在午间休息或下班后，在保证产品质量不受影响的情况下，将生产区域门窗打开，保持自然通风，降低正己烷浓度；开展工作场所正己烷的定期检测，确保正己烷的浓度在国家职业接触限值以下；加强职业卫生宣传与培训，提高职业卫生管理人员、劳动者对于正己烷的认识水平。

7. 履行告知原则

（1）合同告知：与正己烷接触者签订的劳动合同中应载明接触正己烷可能产生的职业危害及其后果、职业病防护措施和待遇。

（2）培训告知：正己烷接触者在上岗前、在岗期间应进行培训，培训中应告知正己烷的危害、防护措施以及应急救援步骤。

（3）体检告知：正己烷接触者职业健康检查结果告知。按国家标准规定进行的职业健康体检的结果应及时书面通知劳动者，并对体检中存在的问题如实地告知并做好解释，让劳动者明白体检结果。

（4）警示告知：存在正己烷职业危害的工作场所与储存场所应设

置警示标识。设置的位置包括宣传栏、工作场所入口处以及工作场所醒目位置。岗位密集的工作场所每 3 个岗位设置 1 个，分散的岗位每个作业点均应设置。标识的尺寸大小与安装高度应符合国家标准的规定。在有可能发生急性中毒事故的醒目位置，公布急性正己烷中毒事故应急救援措施。

（5）公告栏告知：在醒目位置公布有关正己烷职业危害防护的规章制度、操作规程、监测与评价结果。

（6）疑似职业病告知：如发生疑似职业病，用人单位应及时告知患者进行诊断和治疗，并落实相应的待遇。

（7）工伤告知：工伤申报程序和工伤保险待遇告知。应通过公告栏、合同、书面通知或其他有效方式告知正己烷接触者工伤范畴、工伤申报程序及工伤保险待遇等相关内容。

8. 健康监护原则

用人单位应组织接触正己烷的劳动者进行上岗前（新录用、变更工作岗位或工作内容）、在岗期间、离岗时职业健康检查。发生正己烷中毒事故时，尚须进行应急职业健康检查。未进行离岗时职业健康检查，不得解除或者终止劳动合同。体检费用由用人单位承担，体检项目与周期应符合职业健康检查的要求，尤其注重神经肌电图检查，及早发现周围神经系统损害；检查结果应及时书面通知劳动者，并对体检中存在的问题如实地告知并做好解释，让劳动者明白体检结果；劳动者如患有多发性周围神经病、糖尿病等职业禁忌，则不应从事正己烷作业。曾罹患过正己烷中毒的人员，不宜再安排从事正己烷相关的工作。

四、用人单位管理要点

正己烷由于没有明显的刺激性气味，更容易使人麻痹大意。长时间、低浓度接触正己烷可引起多发性周围神经病，该病隐匿而缓慢，从接触到发病 3 至 39 个月，病程 6 到 30 个月不等。临床常先有一段潜伏期，通常约 10 个月，接触程度越高，潜伏期越短。用人单位要警惕正己烷的慢性毒性和群体发病特性，千万不能掉以轻心。正己烷慢性中毒以多发性周围神经病变最为常见，若劳动者有手脚无力、蹲下不易站起、上楼梯困难等症状，则应警惕自己是不是慢性正己烷中毒。劳动者需到职业健康检查机构进行身体检查，重点进行神经肌电图项目检查，若被诊断为疑似职业性慢性正己烷中毒，则需要到职业病诊断机构进行诊断、治疗。正己烷引起的群体性中毒事故，少则几人，多则几十人甚至上百人，社会影响大；该病病程长，会给劳动者及其家庭带来巨大的伤害，还会给企业带来沉重的经济负担，已经有不少企业，因为发生正己烷群体性中毒事故而导致破产。但是正己烷中毒是完全可以预防的，预防是最符合成本效应原则的策略，用人单位应按照《导则》要求来落实正己烷的防护措施，切实防范中毒事故的发生。广大劳动者应多学习职业卫生常识，提高职业病防范意识，遵守操作规程，避免受到职业性损害。要职业，不要职业病。

第五节 案例分析——某电子科技有限公司发生慢性正己烷中毒

企业：某电子科技有限公司，电子产品——手机外壳加工。

企业性质：独资。

发病时间：2009 年 2 月～11 月；恢复时间：2009 年 11 月～2011 年 6 月。

事发地点：包装车间。

生产工艺：来料→裁料→丝印→贴膜→检查→包装→出货。

使用清洁剂：擦机水（主要成分为正己烷）。

中毒病名：慢性正己烷中毒。

中毒人数：34 人。

接触时间：10～12h/d。

中毒原因：包装车间面积 $133.62m^2$，高度 2.73m，设计工位 40 个，车间有柜式空调 3 台、过滤式送风口 8 个、排风口 4 个。检查时发现该公司包装车间密闭空调环境引起，场所使用正己烷，工作场所采取内循环式柜式空调，抽风系统不完善，操作人员未配备和使用相应的个体防护用品；工作场所存在的职业病危害项目未向卫生行政部门申报；存在职业病危害因素的作业场所未设置职业病危害因素警示标识及中文警示说明；未组织接触职业病危害劳动者进行上岗前、在岗期间和离岗时的职业健康检查；未在劳动合同中如实告知劳动者职业病危害实情。

检测情况：2009 年 11 月 24 日，包装车间正己烷 446.3～543.1mg/m³，甲苯 14.4～17.5mg/m³，丙酮 23.8～80.9mg/m³。

调查原因：作业场所空气中正己烷浓度超标，通风不良，个体防护用品不规范。

中毒后果：2010 年 3 月 12 日对该公司发出了罚款人民币 19 万元的行政处罚决定书。2010 年 5 月 31 日该公司患病员工 30 人因住院期间的工资和伙食补助等问题到政府上访，政府组织相关部门即应急指挥中心、教育办（值班部门）、综治办、劳动办、司法所、派出所、卫生监督所、社保站和社区等部门工作人员到场处置。经协调，双方当事人达成协议，事件暂时得到解决。事件发生后该公司用于中毒病人诊断治疗等相关费用约 500 万元。该公司于 2011 年年底已破产。

参 考 文 献

[1] 何家禧，李来玉. 深圳市正己烷职业危害状况调查 [J]. 中国职业医学，2000，27（5）：51-51.

[2] 何家禧，黄先青，等. 涉外企业正己烷危害预防措施初探 [J]. 职业与健康，2001，17（3）：31-32.

[3] 邝守仁，黄汉林，等. 慢性正己烷中毒 102 例临床分析 [J]. 中华内科杂志，2001，40（5）：329-331.

[4] 黄先青，李来玉. 正己烷毒理学研究概况 [J]. 职业与健康，2003，19（1）：10-14.

[5] 陈元华，吴安生，林丽颖，等. 某地区正己烷职业病危害调查及防治探讨 [J]. 工业卫生与职业病，2004，30（3）：162-163.

[6] 朱士新，施健. 正己烷的职业性危害及防治概况 [J]. 职业与健康，2006，22（1）：10-11.

[7] 黎建明，朱志良，吴礼康，等. 深圳市宝安区职业病危害因素分析 [J]. 实用预防医学，2006，1（3）：515-516.

[8] 何为，余慧珠. 正己烷中毒研究进展 [J]. 上海预防医学杂志，2006，18（9）：473-475.

[9] 吴志强，杨建平，吴礼康，等. 深圳市宝安区 2007 年 5 类企业职业病危害因素监测情况分析 [J]. 职业与健康，2008，24（24）：

2647-2648.

[10] 徐新云，杨荣兴，李戈怡，等. 职业接触正己烷引起周围神经损害的调查 [J]. 环境与职业医学，2008，25（6）：584-588.

[11] Sendur O F，Turan Y，Bal S，et al. Toxic neuropathy due to *n*-hexane：report of three cases [J]. Inhal Toxicol，2009，21（3）：210-214.

[12] 李刚. 深圳龙岗区 1997—2008 职业性正己烷中毒事故调查 [J]. 职业卫生与病伤，2009，24（3）：142-144.

[13] Kutlu G，Gomceli Y B，Sonmez T，et al. Peripheral neuropathy and visual evoked potential changes in workers exposed to *n*-hexane [J]. Clin Neurosci，2009，16（10）：1296-1299.

[14] 赵乾魁，周六陵，周志俊. 正己烷职业中毒及其毒理学研究进展 [J]. 职业卫生与应急救援，2009，27（5）：249-252.

[15] 张敏，鲁洋，王丹，等. 正己烷的安全使用 [J]. 劳动保护，2010，7：82-83.

[16] Occupational Safety and Health Guideline for *n*-Hexane. http：//www. osha. gov//SLTC/healthguidelines/n-hexane/recognition. html.

[17] 张莉，钱琳. 正己烷中毒的护理与康复指导 [J]. 职业与健康，2010，26（20）：2312-2313.

[18] 朱志良，徐孝荣，吴俊华，等. 常见有机溶剂主要挥发性化学组分分析 [J]. 中华劳动卫生职业病杂志，2010，28（8）：581-583.

[19] 刘月红，潘宝忠，相葵，等. 一起职业性慢性正己烷中毒的调查分析 [J]. 中国城乡企业卫生，2011，3：19.

[20] 司徒洁，钦卓辉，张健杰，等. 对现行职业性慢性正己烷中毒诊断标准思考 [J]. 中国职业医学，2011，38（3）：72-73.

[21] 汪亚松，陈伟武，林炳杰. 深圳市宝安区 1993—2009 年职业病分析 [J]. 中国热带医学，2011，11（1）：22-24.

[22] 美国国立职业安全卫生研究所编. 危险化学品使用手册（2005）. 中国疾病预防控制中心职业卫生与中毒控制所组织编译. 北京：中国科学技术出版社，2007：265-266.

[23] 李德鸿主编. 职业健康监护指南. 上海：东华大学出版社，2007：169-173.

［24］　国际劳工组织编. 中小企业职业安全卫生防护手册. 中国疾病预防控制中心职业卫生与中毒控制所组织编译. 北京：中国科学技术出版社，2008：84-96.

［25］　中国疾病预防控制中心职业卫生与中毒控制所组织编写. 职业中毒案例. 北京：中国科学技术出版社，2009：290-291.

［26］　［澳］蒂尔曼（Tillman C）主编. 职业卫生导则. 朱明若，黄汉林等译. 北京：化学工业出版社，2011：5-75.

（吴礼康、鲜　敏）

第二章

职业接触的危害识别与风险评估

正己烷几乎不溶于水，溶于醚和醇，常作为溶剂或原料在工业中广泛应用，如石油加工业的催化重整、食品制造业的粗油浸出、塑料制造业的丙烯溶剂回收、日用化学品制造业的花香溶剂萃取、印刷五金电子等行业中使用的除污清洁剂、皮革鞋业中使用的黏合剂等；化工产品如粉胶、清漆、白电油、开胶水、开油水等都含有正己烷。从事正己烷接触作业或使用含正己烷的原辅材料作业的劳动者在工作过程中会接触到正己烷。如何对生产过程中产生或存在正己烷的行业或岗位进行正确识别，进而评估其可能的危害程度是下一步采取控制措施的关键环节。

第一节　职业接触的危害识别

职业病危害识别是指通过调查分析，识别出工作场所存在的职业病危害的过程，是开展职业卫生工作的基础。本节根据正己烷在工业生产中广泛应用的特性特点，重点讲述正己烷主要职业接触行业及正己烷危害识别的常用方法。

一、正己烷职业接触的行业及岗位

正己烷主要来源于工业生产中的各种原辅材料，不同行业及岗位是否接触正己烷，主要取决于行业或岗位使用的原辅材料。本节将对正己烷接触较多的电子、五金、印刷、制鞋、石油加工等行业中正己烷的接触情况进行介绍。

1. 电子行业

电子行业是研制和生产电子设备及各种电子元件、器件、仪器、仪表的工业，包括广播电视设备、通信导航设备、电子计算机、电子元器件、电子仪表等生产行业。虽然不同的电子设备生产工艺存在较大差异，但很多会使用一些含有正己烷的原辅材料，如电路板制造中线路制作工序使用的干膜抗蚀剂、硬盘制造中磁碟清洗工序使用的表面清洁剂等。电路板生产的主要工艺流程见图2-1。

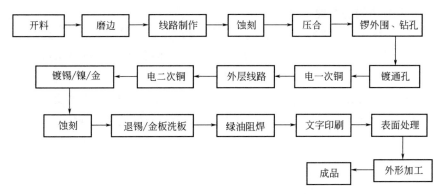

图 2-1　电路板生产的主要生产工艺流程

有研究表明，在对深圳市 39 家电子类企业使用的原材料进行的挥发性有机组分分析中，结果显示 37 份清洗剂样品中有 10 份含有正己烷，8 份白电油样品中均含有正己烷，19 份油墨样品中有 1 份含有正己烷，3 份黄胶样品中有 2 份含有正己烷，2 份洗车水样品中有 1 份含有正己烷，5 份三防漆样品中有 3 份含有正己烷，8 份开油水样品中有 2 份含有正己烷，3 份洗板水样品中有 2 份含有正己烷，1 份石油醚样品中含有正己烷，3 份油漆样品中有 1 份含有正己烷，2 份红胶样品中有 1 份含有正己烷，7 份稀释剂样品中有 1 份含有正己烷。在对深圳市某街道 159 家电子行业企业使用的 307 份有机溶剂样品进行挥发性组分分析，其中 88 份样品中检出正己烷，检出率 28.7%。

电子行业使用的溶剂类材料种类多，接触人数也较多，是正己烷中毒的高发行业。电子行业中常使用正己烷或含正己烷的有机溶剂作为电子元件的清洁剂，包括白电油、洗板水、去污水、石油醚等。很多技术含量较低的配件往往是在工作环境条件较差的工厂车间里进行的，时常出现群发性正己烷中毒。如对昆山市某电子公司接触正己烷工人慢性中毒情况调查结果显示，该公司主要生产笔记本电脑周边绝缘材料——MYLAR 和泡棉等，其中擦拭车间是使用正己烷最多的车间，工人使用蘸有清洁剂的棉布擦拭产品。该车间共有女工 380 名，比较拥挤，车间无排风和送风设施，操作台也无局部抽风排毒设备。由于工艺要求车间内空气清洁，因此车间的门窗保持关闭状态。现场检测正己烷的平均浓度为 450.23mg/m³，远远超过国家职业卫生接触限值。对工人进行职业性健康检查发现，神经检查异常 47 人，占 12.37%；出现手足发麻、四肢无力等症状者 73 人，占 19.21%；有体征者 26 人，占 6.84%。根据职业病诊断标准，最后有

93 人诊断为慢性职业性正己烷中毒。

2009～2011 年间，苏州联建公司陆续出现员工发生神经系统损害症状，后经调查，是由于该公司使用正己烷代替酒精擦拭手机显示屏所致。该公司共有 137 名员工出现疑似正己烷中毒，后经苏州市疾病预防控制中心诊断为正己烷中毒的有 101 人，是一次非常严重的群发性职业病事故。由于该公司是美国苹果公司的供应商，因此被称为"苹果中毒门"。

在对深圳市 2006～2015 年发生的 107 例慢性正己烷中毒病例的调查研究结果显示，有 87 例来自电子行业，占总数的 81.3%，是各行业中最多的。所有病例中，有 88 例是群发性中毒中诊断的。

电子行业的很多生产车间为密闭的洁净车间，如果通风换气量不足，容易引起正己烷集聚，发生职业性正己烷中毒，如果车间内工作人员较多，很可能发生群发性中毒。有报道指出，群发性中毒主要是发生在电子行业的密闭无尘车间，事件数和病例数分别占到总数的 70% 和 84%。因此，加强密闭无尘车间的通风和管理，是预防正己烷中毒的重要措施。

电子行业中接触正己烷的岗位主要包括清洗、擦拭、洗板等岗位，这些岗位作业时会使用到各种含有正己烷的清洁剂如白电油、洗板水、去污水、石油醚等。由于这些岗位的要求不高，很多劳动者的文化水平较低，职业卫生知识掌握不足，常常在未采取防护措施的情况下作业，甚至大量使用白电油等清洁剂擦拭操作台或车间地面，挥发出来的正己烷使车间空气中正己烷浓度显著升高。还有个别劳动者直接用手拿着蘸有清洁剂的布料擦拭电子元件，通过皮肤吸收增加了正己烷的吸收量，从而增大了发生正己烷中毒的风险。

2. 印刷行业

印刷是使用模拟或数字的图像载体将呈色剂或色料转移到承印物上的复制过程。印刷的生产过程一般包括开单、点稿、制版、印刷、表面处理、膜切折页、排书、串线、包装等工序。印刷的主要生产工艺流程见图 2-2。

正己烷在印刷行业中有非常广泛的使用。有学者对 1997～1999 年深圳市使用正己烷的涉外企业进行了调查，结果显示，256 家企业中有 140 家属于印刷行业，随后对其中 76 家印刷企业 506 个工作点的正己烷浓度进行了检测，浓度范围为 1.5～1553.5mg/m³，平均值为 178.3mg/m³。

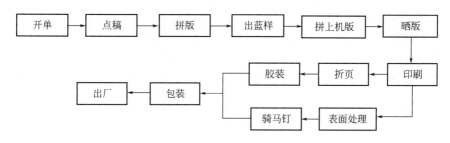

图 2-2 印刷的主要生产工艺流程

对深圳市宝安区 328 家使用正己烷的企业进行的调查分析结果显示，其中 84 家为印刷企业，占总数的 25.6%。对深圳市福田区 86 家印刷企业使用有机溶剂的情况调查分析的结果显示，这些企业使用的 189 份有机溶剂样品中有 51 份检出正己烷，是检出率最高的挥发性有机组分。

印刷行业使用的很多原辅材料都含有一定量的正己烷，如胶水、稀释剂、清洁剂、油墨等。如有研究者对深圳市印刷行业 20 家工厂的 88 份原材料做了挥发性有机组分分析，结果显示 16 份清洗剂样品中有 6 份含有正己烷，2 份白电油样品中均含有正己烷，34 份油墨样品中有 3 份含有正己烷，5 份黄胶样品中有 2 份含有正己烷，11 份洗车水样品中有 3 份含有正己烷，3 份洗网水样品中有 1 份含有正己烷，8 份洁版液样品中有 1 份含有正己烷，1 份干燥剂样品中含有正己烷，8 份光油样品中有 1 份含有正己烷。另有研究者对中山市不同行业使用高风险有机溶剂进行调查分析，印刷包装行业抽取了 42 份有机溶剂样品，其中 6 份检出正己烷。在对深圳市某街道 20 家印刷行业企业使用的 82 份有机溶剂样品进行挥发性组分分析时，发现其 27 份样品中检出正己烷，检出率 32.9%。

印刷行业是正己烷中毒事件高发行业之一。如有研究者对深圳市 2006～2015 年职业性慢性正己烷中毒患者特征分析结果显示，107 例慢性正己烷中毒病例中，有 9 例来自印刷行业，病例数量仅次于电子行业。发生正己烷中毒的印刷企业大多为小型私有企业，原材料存放较混乱，现场大多没有设置有效的职业病防护设施。有些印刷企业的车间为密闭空调车间，通风换气不足，由于正己烷的挥发性很强，在车间内蓄积到较高的浓度，引发职业中毒。另有报道指出，在对三间印刷厂正己烷中毒事故的调查分析显示，三间印刷厂均为外资企业，在密闭空调车间内印刷质量要求高的书籍、挂历等，为了确保印刷质量，劳动者时常使用白电油擦洗模板，其中的正己烷挥发出来在车间内达到较高浓度，劳动者长时间接触后引起中毒，三家印刷厂分别有 9 人、12 人和 3 人发生职业性正己烷中毒。

印刷行业中使用有机溶剂最多的岗位包括调油墨、印刷、清洗等。由于正己烷是从溶剂中挥发出来的，因此这些岗位也是正己烷危害较重的岗位。有研究指出，按岗位划分后，印刷岗位和清洗岗位是印刷行业接触正己烷较多的岗位。由于大部分印刷企业都是小型企业和私营企业，很多企业未设置有效的职业卫生防护设施，职业卫生管理也不到位，从而使劳动者因接触正己烷发生健康损害的风险增加。在某项调查中，86 家企业中有 80 家为小型企业，62 家为私营企业。采用机械通风的 44 家，设置了有效局部排风设施的仅 15 家，占企业总数的 17.4%。

印刷行业是正己烷风险较高的行业，特别是印刷、清洗、调油墨等岗位的劳动者，发生正己烷所致健康损害的风险较大，在工作中要严格遵守操作规程，并佩戴好个体防护用品。

3. 五金行业

五金行业是对金属工具、零部件、金属日用品等进行加工的行业。在五金加工过程中使用的模具清洗剂、攻牙油、产品清洁剂等物料中常含有正己烷。

1997~1999 年对深圳市使用正己烷的涉外企业的调查显示，在 256 家使用正己烷的涉外企业中，有 41 家企业属于五金行业，在对其中 25 家五金企业的 135 个工作点正己烷浓度进行检测，各工作点正己烷的浓度范围为 $1.8 \sim 666.3 mg/m^3$，平均值为 $105.8 mg/m^3$。在对深圳市宝安区 2010~2011 年使用正己烷的 328 家企业调查分析中，其中属于五金行业的企业有 42 家，数量仅次于电子行业和印刷行业。在对深圳市某街道 46 家五金行业企业使用的 108 份有机溶剂样品进行挥发性组分分析中，其中 25 份样品中检出正己烷，检出率 23.1%。有学者对深圳市龙岗区工作场所使用的 553 份有机溶剂进行了挥发性组分分析，其中五金塑胶行业的有机溶剂 118 种，其中 12 份检出正己烷，检出率 10.2%。另有研究对 2007 年深圳市宝安区 338 家五金类企业职业病危害情况进行了分析与检测，正己烷共检测 127 个点，其中 89 个点合格，合格率仅为 70.1%。

五金行业接触正己烷浓度较高的岗位包括注塑机操作、电路板丝印、擦拭清洁等。某五金塑胶厂的职业病危害检测结果显示，注塑机岗位有 2 个检测点正己烷浓度超过职业接触限值。

4. 制鞋业

制鞋的主要生产工艺包括鞋面加工、鞋底制作和底面组合。鞋面制作主要把不同的皮质经过裁剪和针车后，形成鞋面。鞋底制作是利用不同的橡胶材料和不同辅料进行混合、热压后，形成鞋底。最后进行贴底，鞋底和鞋面进行加工后形成鞋。制鞋的主要生产工艺流程见图 2-3。

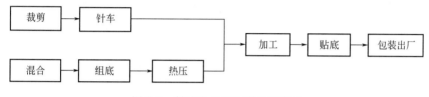

图 2-3　制鞋的主要生产工艺流程

制鞋过程中使用的含有机溶剂的原辅材料种类繁多，常见的包括接着剂、清洗剂、硬化剂、白乳胶、热熔胶、硬化剂等，这些原辅材料中很多都含有正己烷。

1957 年，意大利率先报道了制鞋行业中发生了中毒性周围神经损害的病例，是关于正己烷职业健康危害的最早报道。1968 年，日本学者报道塑料凉鞋厂生产工人 1662 人，其中 93 人发生周围神经损害，经调查发现，这些工人在制鞋过程中会使用大量含有正己烷的胶水和溶剂，正己烷挥发后在车间积聚，工人们在高浓度正己烷环境中工作（据估计，发生中毒的车间空气中正己烷浓度高达 $500\sim2500cm^3/m^3$），从而发生了正己烷中毒。

我国常有制鞋厂发生正己烷中毒的报道，如有学者对同时发生于两个皮鞋厂的 27 名正己烷中毒病人进行了调查与分析，结果显示正己烷主要来源于皮鞋生产过程中大量使用的汽油胶。经检测发现 2 种汽油胶中正己烷含量分别为 6.4% 和 4.8%。模拟生产现场检测结果显示，使用两种汽油胶半小时后空气中正己烷浓度分别为 $101\sim1201mg/m^3$（平均值为 $663.67mg/m^3$）和 $9.42\sim329mg/m^3$（平均值为 $189.14mg/m^3$），均超过了我国的职业卫生接触限值。另有学者通过文献检索，收集并分析了我国 $1994\sim2013$ 年间报道的 1262 例正己烷中毒病例资料，结果显示，有 655 例来自鞋、玩具和箱包制作行业，主要是刷胶岗位及周边的工人吸入胶水中挥发出来的正己烷引起中毒。在对福建省职业病与化学中毒预防控制中心 $2001\sim2004$ 年收治的 110 例职业性慢性正己烷中毒病例进行分析中，均为制鞋厂工人，主要从事包海绵、刷胶、鞋底整合等工序。很多患者是因为工作中接触自制的粉胶引起中毒（后经检测，每克粉胶中正己烷含量最高达 0.54g）。在对泉州市 23 例慢性正己烷中毒病例分析结果显示，病例分别在 3 家鞋厂的成型或针车车间工作，包括车工 9 人、刷胶 5 人和包海绵工 9 人。车间使用的胶黏剂大多为粉胶，经检测其中含正己烷 8.8%～27.7%。

有研究者对 14 家皮具和制鞋类企业使用的 46 份胶黏剂及其溶剂样品进行了检测，结果显示 11 份万能胶中有 6 份检出正己烷，10 份粉胶中均检出正己烷，6 份黄胶中有 5 份检出正己烷，4 份喷胶中均检出正己烷，7 份白电油中有 6 份检出正己烷。另有研究在对某县制鞋企业使用的胶黏剂和溶剂挥发性化学成分检测的结果显示，18 份白胶中有 4 份检出正己烷，17 份黄胶中有 6 份检出正己烷，3 份白电油中有 2 份检出正己烷，52 份天那水中有 18 份检出正己烷，30 份清洁剂中有 9 份检出正己烷。可以看出，皮具和鞋类制作企业中使用的原辅材料中很多都含有正己烷，工人在使用这些原辅材料时可能接触到其中挥发出来的正己烷。

制鞋业中接触正己烷浓度较高的岗位主要包括喷胶、刷处理剂、鞋底过胶、底面贴合、包海绵等工序。制鞋业属于劳动力密集型产业，往往一个车间内安排较多的岗位和工人，如果职业病防护设施和职业卫生管理不到位，易发生群发性正己烷中毒事故。

5. 油漆制造

油漆是一种能牢固覆盖在物体表面，起保护、装饰、标志或其他特殊用途的化学混合物。油漆的基本构成物质包括黏结剂（天然树脂、涂料、合成树脂等）、各种颜料、溶剂、稀释剂、调节剂等。油漆制造的主要生产工艺流程见图 2-4。

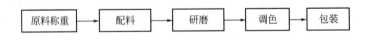

图 2-4 油漆制造主要生产工艺流程

油漆制造过程中使用的溶剂、稀释剂、调节剂种类很多，如天那水、开油水、白电油等，其中很多都含有正己烷，劳动者在生产油漆和使用油漆时就会接触到正己烷。在对某工业园区涉及油漆的 154 家企业调查的结果显示，2004～2008 年这些企业共有 1507 个点进行了正己烷检测，其中超标点数 222 个，超标率 14.7％。按照岗位通风排毒设施的设置情况分为无罩组、半罩组和全罩组后，各组的正己烷检测超标率分别为 33.6％，11.2％和 3.0％。可以看出，油漆制造中的正己烷危害相当严重，特别是未设置通风排毒设施的操作岗位。

油漆制造中正己烷危害较重的岗位包括溶剂、稀释剂、调节剂的加料、混合等，这些岗位应设置有效的通风排毒设施，作业人员应严格按照操作规程作业，佩戴个人防护用品。

6. 胶黏剂制造

胶黏剂是通过界面的黏附和内聚等作用，能使两种或两种以上的物件或材料连接在一起的物质。胶黏剂的主要组成物质包括黏结物质、固化剂、增韧剂、稀释剂、填料、改性剂等。其中稀释剂主要起到降低黏度、提高胶黏剂的湿润性和流动性的作用。稀释剂多为各种有机溶剂，正己烷就是其中一种。有研究者对五种胶黏剂中的正己烷含量的测定结果显示，万能胶 055A、药水糊 750B、粉胶 23R、黄糊胶 245M 和 PU 胶 96N 中正己烷的含量分别为 179.2g/kg、166.0g/kg、205.4g/kg、125.8g/kg 和 162.7g/kg。可以看出，胶黏剂中的正己烷含量非常高。

胶黏剂制造中正己烷危害较重的岗位包括稀释剂加料、原料混合等，这些岗位应将正己烷中毒作为最重要的职业卫生问题之一加以预防，保护劳动者的健康。

7. 植物油提取

在传统工艺中，植物油都是"榨"出来的，即通过强力挤压植物籽使其中的油脂流出来。随着工艺的发展和技术的进步，20 世纪中后期，"浸出法"已经成为国际上提取植物油（包括花生油、大豆油、菜籽油、亚麻油、芥菜花油等）的主要方式，即使用一些挥发性很强的有机溶剂"浸泡"打碎的油料种子，即使其中的植物油与有机溶剂混合，再通过加热等方式挥发掉有机溶剂，从而得到"粗油"的方法，其中使用最多的有机溶剂就是正己烷。20 世纪 70 年代，美国用于生产豆油的正己烷占到正己烷总用量的 30％左右，是美国当时正己烷使用最多的行业之一。

由于正己烷极易挥发，粗油浸出和挥发有机溶剂过程中会有大量的正己烷挥发出来，操作工人可能因此接触到较高浓度的正己烷而发生中毒。曾有报道，某油脂厂女工因吸入从管道突然喷漏出来的正己烷溶剂油蒸气而发生中毒，患者感觉头痛、头晕、恶心、呕吐、意识不清、双下肢走路不稳。经治疗后头痛等症状好转，但双下肢活动仍欠佳，下肢肌无力，对称性指及趾端麻木。1988年12月30日，大连化学工业公司职业病防治所收治了6名急性正己烷中毒患者。经调查，6人为大连某油脂厂工人，该厂使用"浸出法"生产食用油，浸出液的成分主要为正己烷（含量为74%）。由于豆油浸出器内输油管道堵塞，6人在未佩戴防护面具的情况下先后进入浸出器清理管道时发生急性中毒，由于抢救治疗及时，住院一段时间后均痊愈出院。

加拿大有学者曾经对植物油中的正己烷残留进行检测，结果显示粗加工的橄榄油中正己烷含量为 $19.1 \sim 95.3 \mathrm{mg/L}$，花生油中为 $0.9 \mathrm{mg/kg}$，葵花籽油中为 $1.5 \mathrm{mg/kg}$。当然，浸出的"粗油"要经过进一步的纯化精炼，才会成为人们买到的植物油成品。

植物油提取中正己烷危害较重的岗位包括粗油浸出、浸出釜槽清理等，这些岗位操作时都有可能接触高浓度的正己烷，如果没有严格按照操作过程作业，很可能发生正己烷中毒事故。

8. 石油加工行业

石油是由各种碳氢化合物（如烷烃、环烷烃、芳香烃等）组成的复杂混合物，并含有少量硫、氮、氧等有机化合物和微量金属等。石油加工是将原油先按照不同的沸点，分割成不同的直馏馏分油，然后按照产品的质量要求，除去这些馏分油中的非理想成分，需要时通过化学反应转化，生产所需要的组分，进而得到一系列合格的石油产品的过程。石油加工的主要生产工艺流程见图2-5。

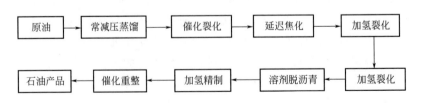

图2-5 石油加工的主要生产工艺流程

自然界中，正己烷以较小的比例存在于原油中，在原油开采过程中挥发出来，石油开采工人会接触少量正己烷。石油加工的很多馏分中都含有正己烷，如轻质和重质石脑油，轻质汽油等。由于正己烷的沸点较低，在常温下即有很强的挥发性，因此在石油分馏的很多环节都会接触到正己烷。同时，正己烷也是石油化工行业的产物，工业生产中使用的正己烷主要通过对原油的后加工获得。不过石油加工直接产物中正己烷的含量只能达到或刚超过 80％。为了得到纯度更高的正己烷，还需要进一步加工处理，包括脱苯精制和脱硫精制等，在后期的加工处理中，作业人员也可能接触到正己烷。如对陕西省某石化公司取样工接触的职业病危害进行调查，结果显示 60 万吨连续重整装置苯抽提区取样口（仅该点检测了正己烷）正己烷浓度为 $3.2 \mathrm{mg/m^3}$。

石油加工行业接触正己烷较多的岗位包括石油分馏、精制、催化重整、正己烷纯化、样品抽检、油库管理等，这些岗位的工人在进行操作时应严格按照操作规程作业，并做好个人防护。

9. 其他行业

除上述行业外，其他行业中也会使用到一些含正己烷的物料。如手袋生产中使用的胶黏剂和表面清洁剂，汽车修理中使用的除锈剂、脱脂剂、汽油等，珠宝加工中使用的清洁剂，家具制造中使用的胶黏剂，干洗店工人使用的干洗清洁剂等。有研究指出，根据《国民经济行业分类》对深圳市 80 家使用正己烷的用人单位的行业进行划分，结果显示 80 家用人单位属于 23 个不同的行业，说明含有正己烷的原辅材料使用非常广泛。另外，危险废物处理站的工人在处理废物特别是有机溶剂类废物过程中可能接触高浓度的正己烷。

二、正己烷职业危害识别方法

正己烷的来源多、应用广，对正己烷接触机会的正确识别是建立在掌握正己烷基本信息的基础之上。

1. 掌握基本信息

目前对正己烷的理化和毒理学的研究已经比较成熟，可以通过查阅国内外文献、综述报道等来获取和掌握正己烷的基本信息，包括物质鉴别、外观和气味、物理化学性质、反应性和接触限值等。

2. 正己烷接触机会识别

掌握了正己烷的基本信息有助于对正己烷的接触机会做到正确识别，识别途径可以从以下几个方面着手：

首先，用人单位应组织工程、生产、环境与安全、职业病防治等人员对生产工艺流程、使用的原材料、涉及劳动者数量、可能进入人体的途径、现场可见的情况等进行分析，确定在生产、运输、包装和使用正己烷时产生危害的工种与岗位。

通过对生产工艺流程的调查分析，确定使用含有正己烷原辅材料的工序和岗位，正己烷是否可能挥发出来，劳动者接触正己烷的途径及接触者的数量等。除了完全密闭化工序外，使用含正己烷材料的岗位大多会接触正己烷。特别是使用白电油等正己烷含量较高的有机溶剂的岗位，必须重点加以调查分析。存在大面积皮肤接触的岗位，除了考虑正己烷的呼吸道吸收，还要考虑皮肤吸收对总接触量的影响。

同时，对于使用除污清洁剂、黏合剂、稀释剂、油漆等有机溶剂类原辅材料的企业，在采购这些原辅材料时，应要求供应商提供合格的化学品安全技术说明书（MSDS）和挥发性组分检测报告原件，以确定这些溶剂是否含有正己烷。不能提供合格的 MSDS 和挥发性组分分析检测报告的，原则上不能购买和使用。

用人单位应将购买和使用的原辅材料尤其是成分不明确的溶剂类原辅材料送到具有相关资质的单位进行挥发性组分分析，确定其中是否含有正己烷及其含量。

还可以利用工作场所职业病危害检测报告作为正己烷危害识别的参考，对于报告中检出正己烷的工序和岗位，要分析正己烷的来源和受影响人员。

此外，在危害识别过程中应重点关注以往发生过正己烷中毒的工序和岗位，或与之类似的工序和岗位。如果更换了原辅材料，应明确更换后的原辅材料中是否含有正己烷及含量，并据此判断该岗位是否仍为正己烷接触岗位。

最后，文献检索与查阅也是危害识别的重要方法，通过查阅同行业或相似行业的文献资料，判断某一工序或岗位是否接触正己烷，如果同行业或相似行业的相同岗位存在正己烷接触，就需要将该岗位作为可能的正己烷接触岗位进行识别。

三、主要接触人群及高危人群

对主要接触人群及高危人群的识别也是正己烷危害识别的重要组成部分，这部分人群的确定不但有助于采取针对性的防控措施，也有助于在实施健康教育环节进一步明确重点宣教的对象。

1. 主要接触人群

生产、运输、包装和使用正己烷及含有正己烷原辅材料岗位的劳动者及这些岗位周围的劳动者均是正己烷接触人群。比如石油化工行业正己烷生产及提纯岗位的劳动者、电子行业使用正己烷清洁零部件岗位的劳动者、制鞋业中刷胶岗位的劳动者等。其他岗位如果设置在这些岗位附近或同一车间，则岗位的劳动者也属于正己烷接触人群。

2. 高危人群识别

长期职业性接触正己烷，对神经系统的损害最明显，其中最重要的健康损害是多发性周围神经病变。凡是有神经系统损害的劳动者均为正己烷接触的高危人群，比如有四肢末端触痛觉减退、麻木、疼痛、腱反射减退或消失的劳动者，下肢沉重、行走无力、上楼梯困难的劳动者，不能安排这类人从事接触正己烷的工作。如果在工作过程中出现外周神经损害症状，应当及时安排诊断和治疗，并调离原岗位。

长时间、大量使用正己烷岗位的劳动者，特别是在通风不良的车间操作的劳动者，是发生正己烷中毒的高危人群，必须给予高度关注。比如在电子行业无尘车间使用白电油清洁零部件的劳动者。

另外，职业病危害检测结果显示正己烷浓度较高特别是超过职业接触限值的岗位劳动者，也是正己烷接触的高危人群，应采取工程防护及个体防护措施，降低劳动者的实际接触。

四、正己烷接触和吸收

正己烷吸收途径与工作场所正己烷接触方式是影响其进入人体风险大小的重要因素。正己烷的接触和吸收途径主要包括呼吸道、皮肤和消化道，工业生产中呼吸道和皮肤是主要接触和吸收途径。此外，对接触生物标志物的测定可以在一定程度上反映正己烷接触与吸收的程度。

1. 经呼吸道吸收

无论是工作场所接触还是环境中接触，呼吸道都是正己烷接触和吸收的主要途径。在工作场所，如果生产正己烷或者使用含正己烷的原辅材料，如白电油、清洁剂、胶黏剂、稀释剂等，其中的正己烷挥发到空气中，经呼吸道进入人体。如石油化工厂正己烷生产车间工人、鞋厂的刷胶工、印刷厂的印刷机清洗工以及实验室的技术人员等。除了工作场所，大气环境中也会有微量的正己烷，主要是由于日常生活中大量使用的汽油中含有一定量的正己烷，通过汽油的挥发或者汽车尾气排放到空气中。有人对芝加哥空气中的正己烷含量进行检测，结果显示每 10 亿份空气中含有 2 份正己烷，即空气中正己烷的浓度为 $2\mu g/m^3$。当然，如果是居住在生产正己烷及含正己烷产品的工厂、存储正己烷的仓库或者处理有机溶剂的危险废物处理站附近，空气中的正己烷含量可能会更高，通过呼吸道进入人体的量也会增加。还有，如果家庭中不恰当地使用了含有正己烷的产品，家庭室内环境中也可能含有正己烷，可以经呼吸道进入人体。

呼吸道吸收是发生工作场所正己烷中毒的主要途径。工作场所通风不良则是发生正己烷中毒的主要因素。如自从 20 世纪 70～80 年代发生工作场所正己烷中毒事故后，美国使用正己烷的工作场所加强了通风，后面就很少发生正己烷中毒了。

经呼吸道吸入的正己烷通过两种途径排出：一部分通过呼出的气体排出，大部分则是吸收入血进入肝脏循环代谢。有学者曾经召集了 6 名男性志愿者参与正己烷呼吸代谢实验，结果显示呼出气中正己烷含量约为吸入气的 20%～25%。并且，在不同正己烷浓度的环境中（实验使用的正己烷浓度为 $360mg/m^3$ 和 $720mg/m^3$），这个比例基本稳定。血液中的正己烷浓度在 100min 内达到高峰并维持到脱离接触，脱离接触后 10min 内下降 50%，随后每 1.5～2h 下降 50%。

2. 经皮肤吸收

正己烷可以通过完整的皮肤吸收进入人体。接触含有正己烷的产品，如加油站工人有时会有汽油沾到皮肤上，修鞋工人手上沾到使用的胶黏剂等，都会有正己烷经皮肤吸收。由于正己烷的挥发性很强，皮肤表面沾染的物料中的大部分正己烷会很快挥发掉，并且其水溶性很低，正常条件下经皮肤吸收的量较少，不足以引起正己烷中毒。国外有学者曾经研究过人类皮肤对正己烷的渗透情况，结果显示正己烷通过完整皮肤的吸收率为 $0.83\mu g \cdot cm^2/h$，远远低于苯（$99\mu g \cdot cm^2/h$）和乙二醇（$118\mu g \cdot cm^2/h$）的皮肤吸收率。但如果长时间大面积接触，比如直接用手搅拌含有正己烷的有机溶剂，或者在没有采取皮肤防护措施的情况下长时间待在高浓度正己烷的环境中，就会有较多的正己烷通过皮肤吸收，对人体总吸收量产生明显影响。

3. 经消化道吸收

动物实验研究显示，大剂量消化道摄入正己烷可引起死亡、亚慢性全身损害、神经损害、生殖及发育损害。但迄今为止，尚未看到人类通过消化道吸收正己烷及健康危害的研究报告。消化道吸收在工作场所正己烷吸收中的意义不大。

4. 生物标志物

生物标志物（biomarker）是指可以指示生物系统中改变或可能发生的改变的指标，具有非常广泛的用途。根据指示功能的不同，生物标志物可以分为接触生物标志物、效应生物标志物和易感性生物标志物。

正己烷接触时及脱离接触后一段时间内，接触者呼出气中会含有一定量的正己烷。有研究显示，在接触浓度为 $100\sim200cm^3/m^3$ 的正己烷后 $12\sim24h$ 内，可以从接触者的呼出气中检出正己烷。测量呼出气中的正己烷是识别和量化正己烷接触的最直接方法，但是由于需要专门的设备，主要用于科学研究。

正己烷主要在肝脏代谢，在微粒体混合功能氧化酶系的参与下，生成一系列代谢产物，其中代表性的就是神经毒性代谢产物 2,5-己二酮。尿中 2,5-己二酮的含量与接触正己烷的浓度有很好的相关性，可以作为正己烷接触的生物标志物。研究显示，工作中接触正己烷的工人，尿中 2,5-己二酮浓度在班前最低，班末最高。其中班末尿中 2,5-己二酮浓度与工作场所空气中正己烷时间加权平均浓度有非常好的相关性，可以用于推算接触正己烷的浓度。空气中正己烷的浓度为 $50cm^3/m^3$ 时，工人班末尿中

2,5-己二酮浓度约为 3mg/g 肌酐。体内的正己烷及其代谢产物一般会在数天内被清除，因此，测量尿中 2,5-己二酮仅能显示近期正己烷的接触情况。

需要注意的是，测量尿中 2,5-己二酮的结果显示的是"总 2,5-己二酮"。由于人体在未接触正己烷的情况下也会产生少量的 2,5-己二酮，测量结果中的 2,5-己二酮并非全部为正己烷代谢后的产物。有研究者检测了 123 名未接触正己烷人员（60 名男性、63 名女性）的尿中 2,5-己二酮浓度，结果显示，男性和女性 95% 可信区间的上限分别为 0.795mg/L 和 0.627mg/L。另有研究对未接触及接触正己烷人群 24h 2,5-己二酮产生量进行测定，结果显示未接触人群 24h 2,5-己二酮产生量为 0.3~1.2mg，而接触 50cm^3/m^3 正己烷的工人 24h 2,5-己二酮产生量为 3~4mg。因此使用尿中 2,5-己二酮含量推断正己烷接触情况时，还应考虑机体本身产生的 2,5-己二酮的影响。

虽然进行了很多研究，但尚未发现敏感的正己烷接触效应标志物。在一项对一家鞋厂接触正己烷的女工及对照组进行神经电生理测试的研究中，接触人群都没有外周神经病变的临床症状，但电生理测试结果显示接触人群的所有神经传导速度（包括运动神经和感觉神经）明显减慢。由于该研究的样本量有限，且类似的研究结果并不是很多，因此神经电生理测试是否可以作为正己烷接触的效应标志物还有待进一步的研究。

使用正己烷的生产领域广泛、企业数量众多，接触正己烷的危害可能随着工艺、辅料或时长的不同而不同，但正己烷危害识别的方法是互通的。因此，对使用正己烷企业的生产工艺、原辅料、防护水平、岗位设置及人员接触情况进行充分调查，对可能产生或存在正己烷危害的关键控制点进行准确识别，明确主要接触及高危人群，是防范正己烷中毒的有效措施。

第二节　风险评估概述

风险评估是指量化测评某一事件或事物带来的影响或损失的可能程度，客观地认识事物（系统）存在的风险因素，通过辨识和分析这些因素，判断危害发生的可能性及严重程度，从而采取合适的措施降低风险概率的过程。

职业病危害风险是指在一定的条件下，职业病危害因素引起个体或群体出现不良健康效应的可能性及效应的严重程度。进行职业病危害风险评估是用人单位做好职业病管理与防治工作的重要内容，也是提高职业卫生工作效率的重要方法。

职业病危害风险评估要对危害因素进行识别、确定风险的范围和程度、评估风险引起不良效应的程度及概率，并根据评估结果决定风险控制的优先顺序。

国际上进行职业健康危害风险评估的方法很多，总体上可以分为定性评估方法、定量评估方法和半定量评估方法。定性评估方法操作简单，对数据的准确性要求不高，但评估结果随着评估实施者对不同参数（如发生事故的概率、后果的严重程度等）估计的不同，结果会出现很大的差异，比如澳大利亚昆士兰州的工作场所风险评估方法。定量评估方法评估结果最为精细，但需要的参数较多且要求较高，实践中操作难度较大，比如美国环境保护署（US-EPA）的吸入风险评估。半定量评估方法综合了定性评估方法和定量评估方法的特点，可以较为准确地评估风险程度，且不需要很多精确的参数，在实际工作中操作较为容易，比如新加坡的半定量风险评估方法。我国的《工作场所职业病危害分级》（GBZ/T 229—2010）也可以看做是一种半定量的风险评估方法。在此基础上，于 2017 年 9 月 30 日发布、2018 年 4 月 15 日实施的《工作场所化学有害因素职业健康风险评估技术导则》（GBZ/T 298—2017），对劳动者在职业活动中因接触化学有害因素所导致的职业健康风险评估的框架、工作程序及评估方法进行了系统的归纳、总结和演绎，是目前我国职业健康危害风险最为全面的评估标准。

第三节　职业危害风险评估应用举例

一、正己烷职业危害风险评估

正己烷职业危害风险评估，首先就是进行危害识别，确定哪些原辅材料中含有正己烷，哪些工序中正己烷可能挥发，受影响的区域有多大，受影响的劳动者有多少。正己烷的生产、运输、包装、存储和使用过程中都有可能挥发，但如果是原包装运输和储存，则这些环节的挥发量极少。有些企业虽然使用含正己烷的原材料很多，但由于其工艺过程自动化、密闭化程度高，接触正己烷的劳动者数量很少，且接触时间很短，如现代化的油脂加工厂。有些企业虽然使用含正己烷的原材料不多，但使用过程中正己烷大部分挥发到车间空气中，接触正己烷的劳动者数量多、接触时间长、接触浓度高，如一些电子企业的车间中，大量劳动者使用白电油擦拭电子元件，挥发出来的正己烷在车间内集聚，浓度升高。即使工艺和岗位需求固定，将使用正己烷原料的岗位与不使用正己烷原料的岗位安排在不同的车间，也可以大大减少正己烷接触者数量。

1. 常用的危害识别方法

（1）现场调查法，通过对工作场所的生产工艺、原辅材料、劳动者的作业方式等进行调查，分析存在正己烷的工序和接触的劳动者。现场调查法可以较为全面、真实地掌握工作场所的情况。但是当工作场所情况不稳定，比如产量、工序变异很大时，现场调查法往往很难掌握详细情况。

（2）询问法，通过与职业卫生管理人员及劳动者的询问交流，或进行问卷调查，了解工作场所可能存在正己烷的工序与岗位。

（3）信息收集法，收集原辅材料的 MSDS、生产工艺信息、文献资料、工作场所职业病危害检测报告、职业健康检查报告、职业病危害事故报告等，分析各工序和岗位是否存在正己烷接触。

2. 确定危害后果

正己烷的急性毒性属于低毒类，主要为麻醉作用和对皮肤、黏膜的刺激作用。正己烷的慢性毒性包括对神经系统、心血管系统、生殖系统等的影响，其中最主要的是对周围神经系统的抑制作用。工作场所正己烷的健康危害主要是职业性慢性正己烷中毒，根据严重程度可以分为轻度中毒、中度中毒和重度中毒。

3. 确定劳动者的正己烷接触情况

影响劳动者接触情况的因素很多，包括接触时间的长短，工作场所的布局，工艺过程的自动化和密闭化程度，工作场所的管理与操作规程，职业病危害防护设施的设置和运行情况，个体防护用品的性能及使用情况等。在同样的环境中，每天的总接触量与接触时间呈正相关，接触时间越长，接触量越大。同样的正己烷使用量，如果车间通风良好，则空气中正己烷的浓度较低，如果通风不良，正己烷容易集聚达到较高浓度。良好的工作场所管理可以显著减少劳动者的正己烷接触。在电子制造中，白电油（主要成分为正己烷）常用作零部件的清洗剂，有些劳动者为了方便，即使不使用的时候将白电油容器敞口放置，导致大量正己烷挥发到空气中。不使用时将容器加盖、严禁使用正己烷擦拭工作台和车间地面，可以大大减少非工作需要的正己烷挥发。使用正己烷的工作场所按要求设置通风排毒设施并保持性能良好，可以及时排出和稀释空气中的正己烷，从而降低浓度。正确使用个体防护用品，虽然不能降低工作场所空气中的正己烷浓度，但可以降低劳动者的实际接触浓度。防护因数（APF）为10的防毒半面罩，正确使用的情况下可以将劳动者接触的浓度降至空气中的1/10。

　　确定劳动者接触正己烷浓度的方法包括检测法和估算法。检测法就是通过现场的采样和实验室检测确定劳动者工作现场的浓度，该方法可以准确显示岗位的正己烷浓度，美国环境保护署的定量风险评估、新加坡的半定量风险评估以及我国工作场所化学物职业病危害作业分级中都采用现场检测浓度进行分析计算后确定暴露水平。要在有代表性的时段进行采样与检测。正己烷浓度在工作场所不同位置和不同时段变化较大时，需要对多个岗位、不同时段的浓度进行检测，特别要注意正己烷浓度最高的岗位和时间段的采样与检测。估算法是根据工作场所一段时间内使用正己烷的量、挥发情况、工作场所通风换气情况等估算出大致的正己烷浓度。用人单位主要负责人、职业卫生管理人员以及劳动者掌握正己烷危害和防护知识的情况会对工作场所正己烷浓度产生明显影响。对正己烷的危害掌握较好时，单位主要负责人可能选择不含正己烷或含量较低的原辅材料，职业卫生管理人员会加强对工作场所正己烷使用的规范化管理，保持职业病防护设施如机械通风装置、局部排风罩等运行良好，劳动者会更好地按照岗位操作规程进行作业，佩戴好个体防护用品如防毒口罩等，减少正己烷的挥发和实际接触量。劳动者的体力劳动强度也会影响实际接触量，体力劳动强度大时，劳动者肺通气量较大，吸入体内的正己烷也会较多。

4. 综合信息，确定风险水平

　　澳大利亚的风险评估主要根据有害因素可能引起的后果分级、有害因素的接触频率及伤害发生的概率确定风险水平。新加坡的半定量风险评估中主要根据危害等级和接触等级来确定风险水平。我国《工作场所职业病危害分级》中有毒作业主要是根据化学毒物的危害程度、职业接触比值和体力劳动强度来确定作业分级。

如，某印刷厂印刷岗位和调油墨岗位接触正己烷，印刷岗位共有 6 人，每周工作 5 天，每天 10h，调油墨岗位有 2 人，每周工作 5 天，每天调油墨 2 次，每次约 1h。职业病危害检测结果显示，印刷岗位 3 个检测点正己烷的时间加权平均浓度分别为 68.5mg/m³、86.2mg/m³ 和 102.0mg/m³，短时间接触浓度分别为 88.5mg/m³、97.2mg/m³ 和 128.0mg/m³，工人主要工作内容为操作印刷机，站位操作，体力劳动强度为Ⅱ级。调油墨岗位正己烷的时间加权平均浓度为 185.50mg/m³，短时间接触浓度为 528.0mg/m³，工人主要工作内容为按比例混合油墨、稀释剂等，站位操作，体力劳动强度为Ⅱ级。我们分别使用定性和半定量的风险评估方法对印刷岗位和调油墨岗位的正己烷接触风险进行评估。

二、澳大利亚昆士兰州的定性风险评估

（1）确定危害后果的严重程度，主要根据人员伤亡、经济损失、对生产的影响及环境影响等方面分级，包括大灾难、灾难、很严重、严重、一般及微小（见表 2-1）。正己烷的急性毒性属低毒性，不具有致癌性、致敏性和致畸性，工作场所正己烷的危害后果主要是慢性正己烷中毒，不会造成明显的人员伤亡，但会造成较大的经济损失（包括医疗费用、赔偿等），可以判断正己烷可能引起的后果分级为"严重"。

（2）确定有害因素的接触频率，根据接触情况不同，接触频率可以分为持续接触、经常接触、偶尔接触、不经常接触、很少接触和极少接触（见表 2-2）。前面的例子中，印刷岗位的接触频率为"持续接触"，调油墨岗位的暴露频率介于"经常接触"和"持续接触"之间，但更靠近"持续接触"。

（3）确定伤害发生的概率，根据伤害发生可能性的不同，伤害发生的概率分为几乎必然、相当可能、不常但可能、不太可能、难以想象和实际不可能（见表 2-3）。印刷岗位的正己烷浓度略微超标，发生正己烷中毒的概率分级应为"不常但可能"，调油墨岗位的正己烷浓度超标严重，伤害发生的概率分级应为"相当可能"。

（4）将前面几步的分析结果代入风险分数计算器，印刷岗位的风险分

数为 126，风险水平介于"较高"和"高"之间（见图 2-6），调油墨岗位的风险分数为 221.1，属于高风险（见图 2-7）。

表 2-1　有害因素可能引起的后果分级

分级	人员伤亡	经济损失	生产影响	环境影响
大灾难	大量人员死亡	经济损失巨大（>500 万元）	大部分损毁，不能正常生产	非常大范围环境破坏
灾难	多人伤亡	经济损失严重（100 万～500 万元）	受损严重，不能正常生产	大范围环境破坏
很严重	有人员伤亡	经济损失严重（50 万～100 万元）	严重影响正常生产	较大范围环境破坏
严重	严重受伤（引起永久性残疾、截肢等）	经济损失较大（5 万～50 万元）	明显影响正常生产	中等程度的环境破坏
一般	有人员伤残，需要医疗救治	有一定的经济损失（5000～50000 元）	对正常生产略有影响	轻微的环境破坏
微小	轻微的割伤、擦伤或碰撞，急救处理即可	轻微的经济损失（<5000 元）	不影响正常生产	对环境的破坏可以忽略

表 2-2　有害因素接触频率

接触频率	接触频率特征
极少接触	实际中未接触过
很少接触	接触机会非常少，而且接触时未被察觉
不经常接触	接触机会很少，接触时可被察觉
偶尔接触	一个月甚至一年接触一次
经常接触	差不多每天都会有接触，大约每天发生一次
持续接触	每天都会接触，而且一天发生多次

表 2-3　伤害发生的概率

概率	伤害的可能性
几乎必然	只要有暴露，伤害就会发生，且结果在预期中
相当可能	伤害不一定会发生，但可能性很大，概率为 50%
不常但可能	不常发生，但有可能，而且有些时候会连续或偶然发生
不太可能	很少发生，只有一些巧合情况下才会发生
难以想象	理论上推测是有可能发生，但实际上很多年都没有发生过
实际不可能	几乎不可能，而且以前从来没有发生过

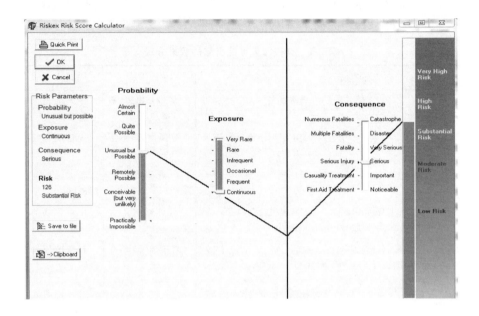

图 2-6　印刷岗位的正己烷中毒风险

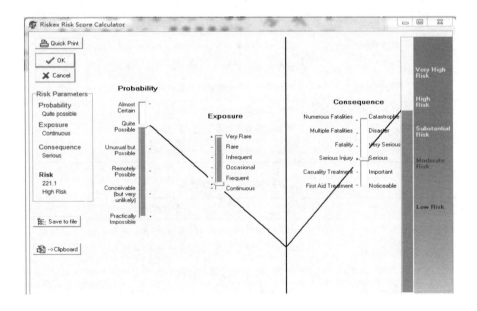

图 2-7　调油墨岗位的正己烷中毒风险

三、新加坡半定量风险评估

（1）确定危害等级（HR），根据化学品的毒性或其他危害效应分为 5 级（见表 2-4、表 2-5）。正己烷未划分为致癌物，急性毒性为低毒，高浓度吸入时对眼和上呼吸道黏膜有刺激，慢性毒性主要是多发性周围神经病变，可以确定危害等级为 2 级。

表 2-4　化学品危害等级

危害等级	毒作用效应描述/有害因素分类	举例
1	未确定不良健康效应 ACGIH 划分为 A5 类致癌物 未划分为有毒有害化学品	氯化钠、丁烷、乙酸丁酯、碳酸钙
2	对皮肤、眼睛或黏膜的影响是可逆的,不会产生严重的不可修复的损害 ACGIH 划分为 A4 类致癌物 皮肤敏感物或刺激物	丙酮、乙酸（10％ 溶液）、钡盐、铝尘
3	人类或动物可能的致癌物或致突变物,但现有的数据仍不充分 ACGIH 划分为 A3 类致癌物 IARC 划分为 2B 类致癌物 具有腐蚀性的(pH 值 3～5 或者 9～11),呼吸系统致敏物,有毒化学品 通过动物实验发现的人类可能致癌物、致突变物、致畸物,但人群研究数据仍有限	甲苯、二甲苯、氨、丁醇、乙醛、醋酸酐、苯胺、锑
4	ACGIH 划分为 A2 类致癌物的 NTP 划分为 B 类物质 IARC 划分为 2A 类致癌物 强腐蚀性物质(pH 值 0～2 或者 11.5～14),有毒化学品 确认的人类致癌物、致突变物、致畸物	甲醛、镉、二氯甲烷、环氧乙烷、丙烯腈、1,3-丁二烯
5	ACGIH 划分为 A1 类致癌物 NTP 划分为 A 类物质 IARC 划分为 1 类致癌物 高毒化学品	苯、联苯胺、铅、三氧化二砷、铍、溴、氯乙烯、水银、石英

注：ACGIH（American Conference of Governmental Industrial Hygienists）；IARC（International Agency for Research on Cancer）；NTP（National Toxicology Program）。

表 2-5　急性毒性危害等级

危害等级	大鼠经口 LD_{50} /(mg/kg)	大鼠或兔经皮 LD_{50}/(mg/kg)	大鼠经呼吸道 LC_{50}(4h, 气体和蒸气)/(mg/L)	大鼠经呼吸道 LC_{50}(4h, 气溶胶和颗粒物)/(mg/L)
2	＞2000	＞2000	＞20	＞5
3	＞200 且≤2000	＞400 且≤2000	＞2.0 且≤20	＞1 且≤5
4	＞25 且≤200	＞50 且≤400	＞0.5 且≤2.0	＞0.25 且≤1
5	≤25	≤50	≤0.5	≤0.25

（2）确定接触等级（ER），根据接触浓度、接触频率、平均每周工作时间、平均每次接触时间等计算每周平均暴露水平（E）[见公式（2-1）]，与长时间允许接触水平（PEL）相比，根据比值确定接触等级（见表 2-6）。需要注意的是，如果暴露时间超过每周 40h，则相应的 PEL（长时间）也要降低。方法是用现有的 PEL（长时间）乘以每周减少因子（f），其中 f 通过公式（2-2）计算。上述例子中，印刷岗位的每周平均接触水平为 127.5mg/m³（选最高值），由于每周接触时间为 50h，在与 PEL 进行比较时，需要对 PEL 乘以每周减少因子[根据公式（2-2）计算为 0.7375]，调整后限值为 73.75mg/m³。平均接触水平与限值的比值为 1.73，接触等级为 4。调油墨岗位的每周平均接触水平为 46.38mg/m³，与限值的比值为 0.47，接触等级为 2。

$$E = \frac{FDM}{W} \tag{2-1}$$

式中　E——每周平均暴露水平，cm³/m³ 或 mg/m³；

　　　F——每周的暴露频率（每周的暴露次数）；

　　　M——暴露的浓度，cm³/m³ 或 mg/m³；

　　　W——平均每周的工作时间，40h；

　　　D——平均每次的暴露时间，h。

注：该公式设立的前提是工作之外不存在任何化学品的暴露，因此在使用该公式之前要确认前提假设是否成立。

表 2-6　接触等级

E/PEL	接触等级（ER）
＜0.1	1
0.1～＜0.5	2
0.5～＜1.0	3

E/PEL	接触等级（ER）
1.0～<2.0	4
≥2.0	5

$$f = \frac{40}{H} \times \frac{168-H}{128} \tag{2-2}$$

式中　H——每周工作时间，h。

注：对于任何一次接触都不超过 15min 的短时间暴露，就应该与短时间允许接触限值进行比较。

（3）根据危害等级和接触等级计算风险等级，风险等级为危害等级和接触等级乘积的平方根（四舍五入取整数）[见公式(2-3)]，并对照表 2-7 确定风险程度。经计算，印刷岗位的风险等级为 3，属于中等风险，调油墨岗位的风险等级为 2，属于较低风险。

$$风险 = \sqrt{(HR \cdot ER)} \tag{2-3}$$

式中　HR——危害等级；

　　　　ER——接触等级。

表 2-7　风险等级表

风险等级	风险程度
1	很低风险,可以忽略
2	较低风险
3	中等风险
4	较高风险
5	很高风险

四、我国的工作场所职业病危害作业分级

（1）分析化学物的急性毒性、影响毒性的因素、毒性效应及危害后果等 4 大类 9 项分级指标并赋予相应分值（见《工作场所职业病危害作业分级　第 2 部分：化学物 GBZ/T 229.2》），计算各项指标加权分值的总和得出化学物危害指数，根据危害指数确定危害程度分级及权重数。分析正己烷的致敏性、生殖毒性、致癌性、扩散性等特征并赋值计算后，正己烷

接触危害程度分级为"中度危害",权重数为 2。

（2）根据化学物的毒作用类型选择职业接触限值，现场测量的化学物浓度与职业接触限值比较，计算职业接触比值并确定权重数。正己烷主要的职业危害为慢性中毒，因此选择时间加权平均浓度与时间加权平均容许浓度相比，计算接触比值。印刷岗位的时间加权平均浓度的职业接触比值分别为 0.69、0.86 和 1.02，权重数为 1.02。调油墨岗位时间加权平均浓度的职业接触比值为 0.46，权重数为 0.46（原标准中职业接触比值≤1 时，权重数均为 0，笔者认为该方法不合理，因此取职业接触比值作为权重数）。

（3）根据《工作场所物理因素测量 体力劳动强度分级 GBZ/T 189.10》确定劳动者的体力劳动强度级别并确定其权重数。印刷岗位和调油墨岗位的体力劳动强度均为Ⅱ级，权重数为 1.5。

（4）将前面得到的 3 个权重数相乘得到有毒作业分级指数，印刷岗位为 3.06，调油墨岗位为 1.38。

（5）根据分级指数将有毒作业分为 0 级（相对无害作业）、Ⅰ级（轻度危害作业）、Ⅱ级（中度危害作业）和Ⅲ级（重度危害作业）。印刷岗位和调油墨岗位的有害作业分级均为Ⅰ级（轻度危害作业）。

有时候，作业现场有害物质的浓度没有监测结果，只知道物料的使用量及其中危害物质的含量，这时也可以根据《工作场所化学有害因素职业健康风险评估技术导则》（GBZ/T 298）中的定性方法进行评估。比如印刷厂印刷岗位每天使用油墨混合物 50kg，配比为油墨（大豆油墨，不含正己烷）30kg、油墨稀释剂（正己烷含量 20%）20kg，没有现场正己烷浓度的检测数据，需要对该岗位接触正己烷的风险进行评估。

根据 GBZ/T 298 中的定性评估方法：

（1）进行危害识别，上述举例中就是要评估正己烷接触的风险，因此危害因素就是正己烷。

（2）确定危害特征分级，根据有害物质的存在状态及职业接触限值范围确定健康危害分级（见表 2-8）。正己烷的在空气中存在的状态为蒸气，时间加权平均容许浓度为 $28.37 \text{cm}^3/\text{m}^3$（$100\text{mg/m}^3$），健康危害分级为 B。

（3）确定接触水平分级，液态化学有害因素的接触分级主要取决于挥发性和使用量（见表 2-9）。根据导则，正己烷的沸点为 68.95℃，属于中挥发性（50～150℃）。印刷岗位使用的稀释剂中正己烷的总含量为 4kg，使用量属于适量。根据表 2-9，确定该岗位的正己烷接触分级为 3 级。

表 2-8 定性风险评估危害特征分级

健康危害分级[①]	职业接触限值范围	危险度术语
A	粉尘:1～10mg/m³； 蒸气:50～500cm³/m³	R36,R38,所有粉尘和蒸气未分入另一级
B	粉尘:0.1～1mg/m³； 蒸气:5～50cm³/m³	R20/21/22,R40/20/21/22
C	粉尘:0.01～0.1mg/m³； 蒸气:0.5～5cm³/m³	R48/20/21/22,R23/24/25,R34,R35,R37
D	粉尘:<0.01mg/m³； 蒸气:<0.5cm³/m³	R48/23/24/25,R26/27/28, R39/26/27/28,R40 Carc. Cat. 3
E	寻求专家建议	R40 Muta. Cat. 3,R42,R45,R46,R49
S(皮肤和眼部接触)	避免或减少皮肤和/或眼部接触	R34,R35,R36,R38,R41,R43

① 根据物质的职业接触限值范围或者危险度术语，可以将化学有害因素的健康危害水平由小到大分为 5 级（A～E），即 C 类物质较 A 类和 B 类物质更危险，E 类物质最危险。另有 S 级体现皮肤和眼部危害，表示该物质如果沾到皮肤上或眼睛里是危险的。

注：$1cm^3/m^3=1ppm$，ppm 与 mg/m^3 在气温为 20℃、大气压为 101.3kPa（760mm Hg）的条件下的换算公式为 $1ppm=24.04/M_r\ mg/m^3$，其中 M_r 为该气体的分子量。

表 2-9 液态化学品接触水平分级表

接触分级	使用量	挥发性
1 级	少量	低
2 级	少量 适量/大量	中 低
3 级	适量 大量	中/高 中
4 级	大量	高

（4）根据有害因素的危害特征分级和接触水平分级，确定风险特征分级水平分级（见表 2-10）。上述例子中，印刷岗位接触正己烷的风险为 2 级。

可以看出，不同风险评估方法的适用条件及评估结果不尽相同，主要是每种方法中对各要素及风险水平的分级存在差异。比如澳大利亚的方法中将风险分为低风险、中等风险、较高风险、高风险和极高风险五级，新加坡的方法中将风险分为可以忽略的风险、低风险、中等风险、高风险和极高风险五级，而我国的方法中将危害作业分为 0 级（相对无害）、Ⅰ级（轻度危害）、Ⅱ级（中度危害）和Ⅲ级（重度危害）四级。因此要根据实际情况选择合适的风险评估方法，然后按照选定的方法进行评估，根据评估结果采取相应的管理措施。不同的评估方法不可以混用。

表 2-10　液态化学品基于危害特征和接触水平的风险特征水平分级

健康危害分级	接触水平			
	4 级	3 级	2 级	1 级
A	2	1	1	1
B	2	2	1	1
C	3	3	2	1
D	4	4	3	2
E	4	4	4	4

根据风险评估结果的不同，采取不同的管理措施。比如我国的《工作场所职业病危害分级》（GBZ/T 229）中化学毒物作业的分级管理为：

极低风险（相对无害作业）：在目前的作业条件下，对劳动者健康不会产生明显影响，继续保持目前的作业方式和防护措施。作业方式或防护措施效果发生变化时，应重新评估风险水平。

低风险（轻度危害作业）：在目前的作业条件下，可能对劳动者的健康存在不良影响。改善工作环境，降低劳动者实际接触水平，设置警告及防护标识，强化劳动者的安全操作及职业卫生培训，采取定期作业场所监测、职业健康监护等行动。

中等风险（中度危害作业）：在目前的作业条件下，很可能引起劳动者的健康损害。应及时采取纠正和管理行动，限期完成整改措施。劳动者必须使用个人防护用品，使其实际接触水平符合职业卫生标准的要求。

高风险（重度危害作业）：在目前的作业条件下，极有可能引起劳动者严重的健康损害的作业。应在作业点设置明确警示标识，立即采取整改措施，降低化学毒物的职业接触水平。为劳动者配备合格的个人防护用品，保证劳动者实际接触水平符合职业卫生标准。定期对劳动者进行职业健康检查。整改完成后，应重新评估风险水平。

需要注意的是，出现下列情况时要重新进行风险评估：

（1）使用的原辅材料发生了变化，比如使用不含或很少含正己烷的溶剂替代正己烷含量很高的白电油。

（2）生产工艺、危害控制措施发生重大变化，比如原来开放的工艺现在采取密闭化作业，或者正己烷浓度较高的岗位加装了局部排风装置，使得岗位接触正己烷的浓度显著下降。

（3）发生正己烷中毒病例或职业健康检查中发现疑似正己烷中毒病例。

（4）对正己烷健康危害及特性的研究有了新的发现，导致职业检出限值发生调整。

（5）出现其他危险情况。

本章节介绍的风险评估方法有别于以往我们熟悉的用检测限值对结果进行合格与否的判定方式，是一类使用多因素权重综合考虑的评估方法。可用于正己烷职业危害风险评估的方法都有各自的适用条件，不同的方法所得的评估结果之间也可能存在差异，因此，研究人员或企业管理者需根据实际情况选择合适的风险评估方法，继而按照选定的方法进行评估，最终根据评估结果采取相应的管理措施。

第四节　案例分析

一、某鞋业有限公司群发性正己烷中毒事件

【案情回顾】2002 年 5 月 10 日，某鞋业有限公司刷胶女工王××的丈夫致信该厂负责人，称其妻 2001 年 1 月进厂工作，接触毒物。从 2002 年 1 月开始，自觉手指麻木，双腿无力，怀疑中毒，要求公司赔偿医疗、生活费 2 万。公司安排时间让王××自行前往当地镇医院就诊，被诊为"风湿病"。公司认为"风湿病"与职业无关，故拒绝了王××的要求。2002 年 6 月 23 日，王××向省妇联致信求助，省妇联即向该省职业病防治院作了通报。2002 年 6 月 26 日，市卫生监督所对该厂进行职业卫生监督检查。根据该厂有毒作业的职业病防护措施及个人职业卫生防护设施不足的违法行为，向该厂发出责令改正通知书，令该厂必须设置有效的职业病防护设施，确保其处于正常状态，并为劳动者提供个人防护用品。

2002 年 6 月 27 日，省卫生监督所会同市卫生监督所，对该公司进行职业病危害情况调查。调查发现，王××所在的工作车间职业病危害隐患

严重。该车间面积约 50m²，高约 5m。大量使用胶黏剂，胶黏剂容器敞开，车间通风排毒设备安装不合理。在该车间工作的 8 名工人中，有 6 名不戴口罩和手套。其他车间使用胶黏剂的工人也缺乏足够的通风排毒设备和个人防护用品。对该厂进行车间空气检测，发现王××所在工段的 2 个检测点正己烷浓度严重超标。省职业病防治院现场随机抽取 9 名工人进行体检，该工段的 2 名工人肌力减低，其他工段的 7 名工人未发现异常。

2002 年 6 月 28 日，该公司将 8 名可疑正己烷中毒工人送省职业病防治院检查，并通知近 10 年来因病辞工的工人（共 40 名）返回接受医学检查，最后确诊 8 例正己烷中毒。

【案例分析】该公司没有建立职业卫生管理制度，车间通风排毒设施不符合要求，车间空气中正己烷浓度超标。工人对胶黏剂的毒性不了解，缺乏防护知识，缺乏个人防护措施。工人在生产过程中长期吸入车间空气中过高浓度的正己烷以及皮肤直接接触含有正己烷的胶黏剂，这是造成本次慢性正己烷中毒事故的原因。

【案例启示】有机溶剂是管控的源头，建立健全有机溶剂采购、管理和使用制度，在达到工艺要求的情况下，尽量换用不含正己烷的溶剂作为替代品，更换溶剂前可通过索取 MSDS 或进行成分分析以掌握其成分，盛装有机溶剂的器皿尽可能密闭并做好标识；做好工作场所通风排毒，避免在通风不良的环境下使用正己烷；针对正己烷进入人体的途径，做好个人防护，包括合适的防毒口罩和手套，鉴于正己烷可通过完整的皮肤吸收引起全身效应，在接触高浓度，特别是皮肤大面积、长时间接触的情况下，需采取使用防护手套或工具等措施以减少或避免皮肤的直接接触；做好工作场所职业病危害检测工作，确保正己烷的浓度在国家职业接触限值以下；做好接毒工人的职业健康监护，及早发现、处理职业禁忌证和职业性损害，加强正己烷中毒与风湿病等类似疾病的鉴别诊断，以免贻误病情；加强管理人员及劳动者的卫生知识培训，提高劳动者对正己烷实施自我防护的意识和自觉性。

二、某五金电子公司群发性正己烷中毒事件

【案情回顾】某五金电子公司为私营企业，主要生产电脑、通信等电子元器件。2016 年 8 月 24 日开始，该企业 13 名工人先后因上下肢乏力麻木等原因入院。经体格检查和专科检查，患者临床表现为上下肢乏力麻

木、四肢肌肉萎缩、双膝反射、双侧跟腱反射出现减弱等多发性周围神经病症状。经职业卫生调查，13名患者均来自同一包装车间，有明确的正己烷接触史。13名患者全部被诊断为职业性慢性正己烷中毒，其中重度中毒2例、中度中毒3例、轻度中毒8例。

经调查，该包装车间占地面积约45m²，设有4条生产线，在岗员工约20人，车间实行白班一班制，工人每日作业时间约11～12h，每月休息1～2d。擦拭、包装作业时采取坐姿，部分工人佩戴口罩、手套等个人防护用品。该车间生产工序为电铸标牌包装。主要是对上胶后的电铸标牌进行外观检查，并用清洁剂对部分有污迹的标牌进行擦拭清洁，然后在产品表面覆一层离型纸及保护膜并包装入库。其中，擦拭所用的清洁剂为"白电油"，该车间每天"白电油"清洁剂消耗量约为3L。此工序在生产工艺过程中产生的职业病危害因素均为挥发性有毒有害气体，主要来自"白电油"。该包装车间为空调车间，设置有一个新风口，未设置全室排风设施。该车间新风量未达到《工业企业设计卫生标准GBZ 1》要求。毒物分析取该车间生产过程中使用的有机溶剂"白电油"约5mL，进行挥发性有机成分分析，结果显示该有机溶剂正己烷体积分数为21.10%。将现场采集的六个包装清洁岗（包装部）的样品运送至实验室分析检测。检测的包装部作业区的正己烷时间加权平均浓度（C-TWA）最高达到274.59mg/m³，接近职业接触限值的3倍，其他检测点正己烷C-TWA范围在39.59～120.49mg/m³之间，合格率为66.67%。由于车间为空调车间，导致作业过程中挥发的正己烷在车间空气中累积而引发作业人员中毒。

【案例分析】此次群发性职业性正己烷中毒事件主要有以下几点原因：①企业职业卫生管理存在缺陷。该企业未建立职业卫生管理制度，未设置安全管理专（兼）职人员，近三年未按规范对工作场所进行职业病危害因素定期检测，未对工人进行职业健康体检和职业卫生培训。车间内使用和存放化学有机溶剂的场所未设置有毒物质警示标志。清洁擦拭岗位用的是"白电油"，而在作业台上员工用的小瓶溶剂上却写着"酒精"。②对企业存在的职业病危害缺乏认识。企业管理人员及操作工人均不清楚"白电油"的主要成分，不知道正己烷的危害。③防护设施缺乏。该包装车间未在产生有毒有害气体的岗位设置抽排风设施，全面通风换气设施也未满足要求，在相对密闭的作业场所，具有强挥发性的正己烷气体不断累积，导致车间内正己烷浓度超过职业接触限值。④工人职业病防护意识淡薄。劳动者职业卫生知识和经验缺乏，自我防护意识薄弱，工人在作业时为了舒适，往往不使用口罩或手套。

【**案例启示**】企业需建立健全职业卫生管理制度，按照有关规定对工作场所危害因素进行检测，开展职业检查和宣传培训；用人单位应定期检查所设置防护设施的有效性，如检查风机效率是否下降、排风量是否足够、排风管道是否堵塞破损等，保证防护设施的正常运行，以控制空气中正己烷的浓度；存在或产生正己烷的工作岗位，尤其是正己烷浓度超标岗位，用人单位应为该岗位工人提供有效的个人防护用品（有生产许可证、合格证与安全标识），其参数须符合《个体防护装备选用规范》（GB/T 11651—2008）及《有机溶剂作业场所个人职业病防护用品使用规范》（GBZ/T 195—2007）等国家标准的要求；加强车间有机溶剂管理，标签与实物要对应，避免出现有机溶剂管理混乱的情况，同时提高企业管理人员及劳动者对存在的正己烷职业危害的认识，提升自觉防护意识和个体防护用品佩戴的依从性。该案例中劳动者超时作业，也是导致中毒事件发生的主要诱因之一，应适当限制工作时间，避免超时、超负荷作业。

参考文献

[1] 香映平，胡前胜，黄海燕，等. 深圳市重点行业正己烷危害分布分析 [J]. 中国职业医学，2018，45（2）：231-234.

[2] 郭美琼，郭翔，林辉，等. 深圳市 2006—2015 年职业性慢性正己烷中毒患者特征分析 [J]. 职业卫生与应急救援，2016，34（2）：107-110.

[3] 何家禧，李来玉，黄先青，等. 深圳市正己烷职业危害状况调查 [J]. 中国职业医学，2000，27（5）：50-51.

[4] 袁青，吴俊华，朱志良，等. 五类企业有机溶剂使用情况分析 [J]. 中华劳动卫生职业病杂志，2010，28（5）：350-352.

[5] 田亚锋，杨建平，朱志良，等. 深圳市宝安区使用正己烷企业职业卫生现状调查 [J]. 中国卫生工程学，2013，12（2）：133-134，139.

[6] 李汉峰，杨梅，郑晓钧，等. 深圳市福田区印刷行业有机溶液使用情况 [J]. 职业与健康，2014，30（10）：1304-1306.

[7] 郭志屏，刘彩霞，王淑玉，等. 中山市不同行业使用高风险有机溶剂调查分析 [J]. 中国工业医学杂志，2011，24（6）：455-456.

[8] 林炳杰，周奇，吕惠忠. 三间印刷厂正己烷中毒事故调查分析 [J]. 中国职业医学，2000，27（5）：51-52.

[9] 杜文霞，谢锋，邢亚飞，等. 2016 年陕西省某石化公司取样工短时间职业暴露调查 [J]. 职业与健康，2018，34（3）：289-292.

[10] 姜立民，严燕，赖洪飘，等. 某五金塑胶厂职业病危害控制效果评价 [J]. 中国卫生工程学，2010，9（3）：197-200.

[11] 陈浩，林艳发，钟学情. 2011—2013 年深圳市龙岗区工作场所有机溶剂成分检测分析 [J]. 实用预防医学，2015，22（4）：474-476.

[12] 吴志英，胡锦建，杨锦荣，等. 一起制鞋厂正己烷中毒事故调查 [J]. 中国预防医学杂志，2006，7（3）：217-218.

[13] 赵乾魁，周志俊. 职业性正己烷中毒病理研究在中国：1262 例临床分析 [J]. 职业卫生与应急救援，2016，34（1）：1-5，15.

[14] 李勇勤，谢秀红，王建宇，等. 14 起 1，2-二氯乙烷中毒事故胶黏剂及其溶剂挥发性化学成分分析 [J]. 中国职业医学，2014，41（5）：602-604.

[15] 田小霞，肖建华，彭轩，等. 某县制鞋企业胶黏剂及溶剂职业危害情况调查分析 [J]. 应用预防医学，2017，23（6）：478-480.

[16] 姜金华. 某电子公司正己烷接触工人慢性中毒情况调查 [J]. 江苏预防医学，2006，17（4）：44-45.

[17] 向素青. 110 例职业性慢性正己烷中毒患者护理体会 [J]. 中国职业医学，2006，33（2）：146-147.

[18] 吴安生. 正己烷职业性危害及防治进展 [J]. 海峡预防医学杂志，2003，9（2）：27-29.

[19] 李艳梅，李素云，姚玉春，等. 急性正己烷中毒后遗症 1 例报告 [J]. 中国工业医学杂志，1997，10（2）：127.

[20] 朱汝慧，姚玉莲. 急性正己烷中毒 6 例报告 [J]. 化工劳动保护（工业卫生与职业病分册），1990，11（1）：12.

[21] 袁建辉，杨建平，朱志良. 深圳市宝安区 2007 年 338 家五金类企业职业病危害情况分析 [J]. 热带医学杂志，2008，8（12）：1268-1269.

[22] 谭强，顾春晖，陆利通，等. 油漆涂料中有机溶剂联合暴露对工人健康影响的调查 [J]. 中华劳动卫生职业病杂志，2014，32（4）：276-279.

[23] 柯宗枝，王世栋，余雪林，等. 胶黏剂中正己烷的气象色谱测定法研究 [J]. 中国职业医学，2006，33（3）：215-216.

[24] 丘海丽，周伟，李天正，等. 深圳市 23 个行业正己烷职业病危害现状调查 [J]. 中国职业医学，2017，44（3）：348-350.

[25] Loden M. The in vitro permeability of human skin to benzene, ethylene glycol, formaldehyde, and *n*-hexane. Acta Pharmacol Toxicol，1986，58（5）：382-389.

[26] 邬堂春主编. 职业卫生与职业医学. 第 8 版. 北京：人民卫生出版社，2017.

[27] Bavazzano P，Apostoli P，Balducci C，et al. Determination of urinary 2,5-hexanedione in the general Italian population. Int Arch Occup Environ Health，1998，71（4）：284-288.

[28] Perbellini L，Pezzoli G，Brugnone F，et al. Biochemical and physiological aspects of 2,5-hexanedione: Endogenous or exogenous product? Int Arch Occup Environ Health，1993，65：49-52.

[29] Mutti A，Ferri F，Lommi G，et al. *n*-Hexane-induced changes in nerve conduction velocities and somatosensory evoked potentials. Int Arch Occup Environ Health，1982，51（1）：45-54.

[30] 中华人民共和国国家质量监督检验检疫总局，中国国际标准化管理委员会. 风险管理术语：GB/T 23694—2013. 北京：中国标准出版社，2014.

[31] 何家禧主编. 职业危害风险评估与防控. 北京：中国环境出版社，2016.

[32] 中华人民共和国卫生部. 工作场所职业病危害作业分级 第 2 部分：化学物：GBZ T229.2—2010. 北京：中国标准出版社，2010.

[33] 中华人民共和国卫生部. 工作场所有害因素职业接触限值 第 2 部分：化学有害因素：GBZ 2.1—2007. 北京：中国标准出版社，2007.

[34] 中华人民共和国国家卫生和计划生育委员会. 工作场所化学有害因素职业健康风险评估技术导则：GBZ/T 298—2017. 北京：中国标

准出版社，2018.

[35] http：//www. safehoo. com/San/Case/200912/35462. shtml.

[36] 胡烈聪，叶立和，范衍琼，等. 一起群发职业性正己烷中毒事件的调查及防治对策 ［J］.. 职业卫生与应急救援，2017，35（4）：393-395.

（王丽华、田亚锋）

第三章

职业危害风险控制

职业危害识别、评价和控制是职业卫生工作的三个基本过程。职业危害控制是最重要的环节，包括寻找降低危害的方法和提供安全的工作场所。正己烷职业危害控制可以直接针对正己烷危害物质，也可以针对存在正己烷危害的工作环境。企业管理人员在制定和实施职业危害控制措施之前，应当全面了解工作场所职业危害情况，包括正己烷危害产生的原因、具体接触正己烷有害因素的作业岗位、工作内容、控制措施的方法与目标、对周围劳动者的影响、若控制措施实施不当可能导致的后果等。总之，对正己烷职业危害进行风险控制是非常有必要的。

《职业病防治法》明确要求用人单位应当依照法律、法规要求，严格遵守国家职业卫生标准，落实职业病预防措施，从源头上控制和消除职业病危害。对存在正己烷职业危害的用人单位而言，必须采取有效的职业病防护设施，并为劳动者提供个人使用的职业病防护用品，而防护用品必须符合要求，不符合要求的，不得使用。优先采用有利于防治正己烷职业危害和保护劳动者健康的新技术、新工艺、新设备、新材料，逐步替代正己烷职业危害严重的技术、工艺、设备、材料。

第一节　一般原则

一般的职业危害控制均遵循职业病防治的优先等级原则，首先是消除风险，其次是工程控制、管理措施和行为控制，最后是个人防护与职业健康监护，对正己烷职业危害的控制来说，同样遵循该原则，但也应根据具体情况采取具体的控制措施。

消除和替代简单有效，始终是首选的控制措施。在职业病防护设施设计阶段，工程控制和通风设施的设置一般不会显著增加工程成本，但如果不将这些措施在设计阶段就加以落实，最后为了达到控制效果而增加的成本将会明显增加。

对建成后的正己烷职业危害工程控制设施进行改造既浪费又效能低下，因此在必要的条件下，职业安全卫生管理人员都应参与新建车间或生产过程的设计，以便能够通过最优的设计将最合适的方法应用于消除或减少正己烷职业危害。

管理措施和个人防护用品的使用与劳动者本身的配合程度密切相

关，这些措施在很大程度上都有赖于劳动者的依从性、可接受性以及劳动者态度和行为的不确定性和不可预测性，特别是正己烷呼吸保护计划的制订需要参考更多的资料，包括正己烷职业危害接触情况、相关设备运行情况、劳动者培训和设备维护情况等。特别需要注意的是，个人防护用品是防护正己烷职业危害的最后一道防线，若一旦失效，则没有挽回的余地。

另外，要注意生产工艺流程或者使用的化学品等发生的变化，使用新化学品、新工艺或现用化学品、现有工艺发生改变时，都需要对正己烷职业危害重新进行风险评估，重新进行职业危害控制。

第二节　消除和替代

在选择正己烷职业危害控制措施时，消除危害措施优于采用其他减少危害的措施，多方法联合控制危害措施优于单方法控制措施。正己烷职业危害控制的关键在于技术革新和工艺改革，这不仅可以提高劳动生产率，也是改善劳动条件的根本措施。原则上应以无毒物质代替有毒物质，或以低毒代替高毒；改进操作技术和生产设备，防止跑、冒、滴、漏；使手工操作机械化、自动化，采取遥控或隔离的方法，以减少人体接触职业病危害因素的机会。

消除是指废除产生正己烷职业危害的工艺或停用有毒的原料，实现从源头上控制职业危害的目的，是降低风险行之有效的途径；替代包括原料替代或生产过程替代，以此降低有害原料或生产过程的正己烷职业危害风险。

以无毒、低毒的物料或工艺代替有毒、高毒的物料或工艺，是从根本上解决防毒问题的最好办法，也是在防尘防毒方面一个重要的科研方向。通过多年的实践，已有许多行之有效的方法，通过废除产生职业危害的工艺或停用有毒的原料，从源头上控制职业危害，消除危害风险，如许多工作场所中的铅、汞和六价铬盐正被逐步淘汰。由于当前科技发展水平和生产条件的限制，要消除有毒有害作业往往难以实现，这时可采取替代控制，包括原料替代或生产过程替代。对正己烷职业危害的预防和控制来说，消除和替代也是首选措施。

一、原料替代

尽管某些工作场所存在的危害根本不可能被替代，如采矿业和金属冶炼业，但在许多生产行业已经广泛采用了以低危害取代高危害的控制措施，例如手表和钟盘的夜光涂料已经使用发磷光的硫化锌代替了镭涂料；生产火柴的白磷和黄磷原料已经被毒性较低的红磷所替代，火柴盒划火处使用了更安全的三硫化四磷；建筑材料中以泡沫玻璃、岩棉和玻璃棉代替致癌的石棉；由于苯可导致白血病，目前使用毒性较低的二甲苯等芳香族溶剂代替苯，用于工业用溶剂；用石英含量低的喷砂磨料（钛铁矿、锆石、铜矿渣）替代石英含量高的海砂和河砂；皮毛加工业中以较低毒的过氧化有机酸混合物替代用于皮毛防腐的汞化合物；黄金萃取干馏生产环节用氰化物代替汞，纸浆过滤时用碳取代汞；使用无汞仪表及以硅整流器代替汞整流器；喷漆作业中使用各种无苯溶剂，油脂生产用石油醚代替苯进行萃取，橡胶制品制造用汽油代替苯配制胶浆；某些电镀改用无氰电镀液；防锈漆中以铁红代替铅丹等。

对正己烷职业危害来说，采用其他低危险物质如医用酒精、异丙醇、正庚烷等进行替代，从源头上尽量消除或降低风险。或选用正己烷含量较少的溶剂，保证工作场所空气中正己烷浓度符合职业接触限值的要求。

二、生产过程替代

在某些工业生产过程中，如果不能采取原料替代控制措施，可通过改变生产过程来降低有害原料的职业危害风险。例如将粉状原料或产品制成球形母粒，替代粉末状的原料或产品；使用胶状有机溶剂（例如胶状苯乙烯、胶状脱漆剂），以降低其蒸气挥发的速度；选择不产生有毒副产品的生产过程；选择不需要储存大量剧毒中间体的生产工艺；将干式作业改为湿式作业以控制粉尘（如湿化锯末），或使用真空吸尘器替代粉尘清扫作业；降低温度以减少挥发性原料的蒸发；采用刷漆、浸渍工艺代替喷涂工艺，可以控制大量有机蒸气的挥发；减少作业人员接触有害原料作业的频次，如把生产线中的正己烷作业隔离于多个独立作业岗位；最大程度减少产生有害因素的作业岗位数量，如控制粉末状粉尘从仓库到储存槽、储存柜、储存袋等扩散环节；用配有屏蔽装置的高压水枪冲洗设备，可以降低污染物的扩散；改变工艺以便降低难以控制的粉尘或蒸气有害物，如使用冷酸洗工艺会比热酸洗更能减少危害物质的逸散，在酸浸槽液面铺上浮动的乒乓球可减少空气中的雾滴，铸造过程采用化学反应的液态催化作用优于气态催化作用。

正己烷溶剂的生产或使用过程可以采用密闭化作业，管道输送，或者改进生产工艺方式；工作过程必须使用正己烷溶剂，可以改进作业方式，尽量使人员不接触或者少接触。

第三节　工程控制

职业病危害控制是确保劳动者健康的核心内容。正己烷职业危害工程控制指通过隔离、密闭、通风等工程控制措施，减少或消除工作场所存在或产生职业病危害因素，将正己烷空气浓度控制在职业接触限值以下，降低其对劳动者健康影响的风险水平，并进行持续改进。其中隔离包括物理隔离或距离控制，把劳动者完全与正己烷危害发生源隔离，消除危害风险；密闭是通过工程控制措施，把正己烷等有害因素最大限度地密闭起来，避免其从发生源逸散；通风是通过稀释或局部排风实现对污染物的工程控制，是一种控制空气传播化学危害的主要方法。

实际工作时，首先要了解产生正己烷职业危害的原因及生产工艺、危害因素扩散方式、劳动者接触正己烷职业危害的途径以及发生职业损害的可能性、控制措施的任务与目标等，然后考虑运用不同干预手段控制接触和降低正己烷产生职业健康损害的可能性、各种控制措施的实用性、控制措施不当或失败可能导致的后果、控制措施的成本、企业及劳动者的可接受性等。

一、隔离

在生产过程中，如果不可避免使用正己烷或因生产设备等条件的限制导致正己烷的浓度无法降低到国家卫生标准时，可采取隔离工程控制方法控制其扩散，即把劳动者操作地点与产生正己烷危害的岗位或生产设备隔离开来，消除危害风险。隔离控制分为物理隔离或距离控制，其中距离控制既是管理措施，也是隔离措施。工业生产中应用隔离防护措施的案例很多，例如将炸药、燃料等有毒危险物储存库设置在偏僻处；将互相意外接触可能产生危害的物质分开存放，例如氧化剂与燃料；使用带联锁装置的门或屏障，防止人员进入存在正己烷等有害物质的区域；把生产设备设在隔离室内，通过排风装置使隔离室保持负压状态；也可把劳动者操作地点设在隔离室内，通过送风使隔离室处于正压状态。采用仪表控制生产而使劳动者操作地点离开生产设备，即为距离控制方式的一种，但是采用仪表控制时，容易忽视生产设备产生的职业病危害，劳动者在进入车间检修设备或处理事故时要特别注意采取临时的防护措施，同时为预防仪表失灵发生意外，还要实行巡回检查的操作制度。

正己烷职业危害的隔离措施同样使用上述方法，如远距离操作，容器或岗位保持负压状态，或者把劳动者设置在隔离室内。产生正己烷危害的作业要与其他作业分开，生产区域与非生产区域要有明显的标识。

二、密闭

在生产过程中，一旦正己烷等有害因素从发生源逸散出去，就会污染工作场所而产生危害。较好的控制方法是使用密闭的生产设备，也可把敞开设备改为密闭，或通过工程控制措施最大限度地对有害因素发生源加以密闭，这是防止正己烷等有毒气体外逸的有效措施。密闭防护措施相关案例在工业生产中同样很多，例如将整个生产过程完全密闭，外加抽排风系统；在噪声工作场所设置隔声室，或将产生强噪声的机器安装在隔声建筑物中；在手套式操作箱或生物安全柜中处理传染源；利用远程控制实验室处理放射性同位素；在气密系统中从事化学生产，或消毒、熏蒸的作业；在化工生产中，把敞口缸、盆、罐等化学反应设备改变为密闭的反应釜；为了配合密闭的生产设备，常把敞口的人工投料、出料改变为使用高位槽、管道和机械操作，实行管道化和机械化作业；为提高密闭化的效果，在生产条件允许时尽可能使密闭装置内保持负压状态，最大限度地消除跑、冒、滴、漏现象。

对某种危害因素采取完全密闭的措施，一般仅限于该危害物质在逸散时可能会导致严重的健康损害后果或可能有立即威胁生命或健康等极端的情况。对正己烷职业危害来说，通常使用通风系统作为整个密闭系统的补充措施，以确保其完全密封。但是遇到设备故障或进行设备检修时，工作人员如需要进入密闭空间内作业，应格外谨慎，遵守密闭空间相关作业规程。完全密闭的危害作业地点需设置应急报警装置，应避免万一密闭装置失效时导致劳动者或周围的人员遭受危害。在隔离系统失灵时，确保联锁装置能防止劳动者从事生产操作。此外，还应该设置正己烷相关警示标识，防止其他人员进入。

三、合理通风

用通风方法改善工作场所环境空气质量，就是在局部地点或整个车间把不符合国家卫生标准的污染空气经过处理达到排放标准排至室外，把新鲜空气或经过净化符合国家卫生标准的空气送入室内。我们把前者称为排风，把后者称为送风。

防止工业污染物污染室内空气最有效的方法是：在污染物产生地点直接进行捕集，经过净化处理，排至室外，这种通风方法称为局部排风。局部排风系统需要的风量小、效果好，设计时应优先考虑。

如果由于生产条件限制、污染物源不固定等原因，不能采用局部排风，或者采用局部排风后室内污染物浓度仍超过国家卫生标准，可以采用全面通风。全面通风是对整个车间进行通风换气，即用新鲜空气把整个车间的污染物浓度稀释到最高容许浓度限值以下。全面通风所需的风量比局部排风大，相应的系统也较大。

按照通风动力的不同，通风系统可分为机械通风和自然通风两类。自然通风是依靠室外风力造成的风压和室内外空气温度差所造成的热压使空气流动，自然通风不需要专门的动力，是一种比较经济的通风方法。

热压自然通风：是使空气流动的一种通风方式。如：钢铁厂高炉烟囱、烧砖瓦烟囱、家庭烧煤球引火时增设的烟囱和井下开采通风天井的自然通风。说明热压通风是利用空气密度随温度增高而减小的道理，从而实现空气流动。

自然压差通风：自然界的风力，在空气流动（动压）作用下，为通风提供动力。

机械通风利用风机作动力造成压力差，将新鲜空气送入工作场所或从工作场所收集污浊的空气，沿通风构筑物（排风罩，风量调节阀，支、主风路）排出大气。

机械通风能根据不同要求提供压力，满足不同状态下的通风需要。还能对空气进行加热、冷却、加湿、净化处理，并将相应设备用风道连接起来，组成通风系统，即机械通风系统。

局部排风是利用风机作动力，与通风构筑物组成系统送入新风或收集污风，为工作场所创造良好的空气环境。有局部送风系统和局部排风系统两种方式。

（一）全面通风

采用全面通风时，应不断向工作场所提供新鲜空气或符合一定要求的空气，同时从工作场所内排除污浊空气，以维持工作场所内良好的工作环境。

气流组织方式对通风排毒效果有重要影响。为保证送入工作场所的空气少受污染，尽快到达工作地点，使操作人员能呼吸到较为新鲜的空气，提高全面通风效果，要求供给工作场所的空气直接送到工作地点，然后再与生产过程散发的正己烷等有害物质混合排出。此外，要充分利用新鲜空气吹过操作人员的工作地点，避免未经过工作地点而经工作场所门窗开口或局部排气罩口短路逸出。在工作场所内布置送风口时，还应从送风参数、送风口位置、形式等来控制，冬季不要给人以吹风感，而在夏季又应保证合适的风速，以排除劳动者机体产生的热量。

气流组织原则：排风口应尽量靠近有害物源或有害物浓度高的区域；送风口应尽量接近操作地点。送入通风房间的清洁空气，要先经过操作地点，再经污染区域排至室外；在整个通风房间内，尽量使送风气流均匀分布，减少涡流，避免有害物在局部地区的积聚。

全面通风效果的好坏，在很大程度上取决于工作场所内气流组织是否合理，工作场所内的气流组织，靠设置在一定位置上的送风口和排风口来实现，因此送、排风口位置对通风效果同样有重要影响。按全面通风的原则，工作场所内送风口应设在有害物含量较小的区域，排风口则应尽量布置在有害物产生源附近或有害物含量最高区以便最大限度地把有害物从工作场所内排出。在布置进风口时，应尽量使气流在整个工作场所内均匀分布，减少滞流区，避免正己烷等有害物在死角处不断积聚。含有正己烷等有害物质的污染空气排出路径不应流经劳动者。采用集中空调系统的工作场所，其换气量除能保持冷热调节外，其新风量不低于每人 $40m^3/h$。

（二）局部排风

用于排放正己烷的局部通风系统，一般由排风罩、风管、净化器和风机组成。从正己烷有害气体的净化回收来说，只有局部排风系统才能实现，而全面通风换气，则因有毒有害气体被稀释扩散，无法集中，也就无法予以净化回收。同时，采用局部排风系统，也应在达到排毒要求的前提下，尽可能减少排风量，这样有利于净化回收，节省净化系统的初投资及运行费。

典型的正己烷局部排风系统如图 3-1 所示。

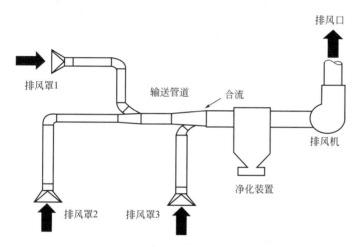

图 3-1　正己烷局部排风系统示意图

1. 对排风罩的原则要求

排风罩是在正己烷局部排风系统中，设置在有害物质发生源处，就地捕集和控制有害物质的通风部件。目的是把作业地点产生的正己烷等有毒有害气体吸至罩内。

正己烷局部排风系统排气罩的设置应遵循形式适宜、位置正确、风量适中、强度足够、检修方便的设计原则，罩口风速或控制风速的设计应足以将发生源产生的正己烷排出，确保达到高捕集效率。吸风罩的安装应遵循以下原则：密（尽可能密闭）、近（尽量靠近正己烷的发生源）、通（要有足够的排风量）、顺（气流的组织方向要和有害物的散发相适应）、便（便于劳动者操作和检修）。

排风罩的形式有密闭罩和外部罩两种。密闭罩有局部密闭罩、整体密闭罩、大容积密闭罩、排风柜等，密闭罩原理是将正己烷等有害物密闭在罩内，通过罩内的排风系统排出。密闭罩的特点是需要的排风量小、效果好，但有时影响操作。

外部罩有上吸罩、下吸罩、侧吸罩、接受罩、吹吸罩、气幕隔离墙等。外部罩的原理是通过罩口的抽吸作用，在距罩口一定控制距离的控制点上形成一定的控制风速，从而将正己烷等有害物吸入罩内。外部罩的特点是需要的排风量大，控制距离有限，易受横向气流影响，对操作影响小。

排风罩的形状和位置与工艺过程有密切的关系，有时与操作台面连成一体。在不妨碍操作的前提下，排风罩口应尽量接近正己烷等有毒有害气体发生源，以保证取得良好的吸气效果。当正己烷等有害物散发有一定方向性时，罩口位置应迎着有害物散发的方向。

排风罩的排风量应适中，对于旁侧罩、伞形罩及槽边排风罩等外部罩，关键问题是保证在有害物产生处造成足够的控制风速，这一风速远比排风罩口风速小得多。控制风速因工种、工件和操作方式的不同而异。在罩口面积一定、与正己烷等有害物发生源距离一定的条件下，排风量大，则控制风速大；在同样条件下，排风量小，则控制风速小，控制风速过小，则不能有效抑制正己烷等有害物的散发。

此外，设计排风罩要便于操作、便于维修，用于收集含腐蚀性有害物质的排风罩，还要考虑防腐蚀，为此可用砖砌、混凝土等材料制成风道，也可选用适当厚度的聚氯乙烯塑料板制成，并要求有足够强度。

2. 风管

风管是输送空气和正己烷等空气混合物的各种风管和风道的统称，它将排风罩、净化装置、通风机等连成一体。正己烷局部排风系统的风道设计原理与除尘系统相同，唯其常采用矩形断面风道，在风道计算中应使用当量直径，有以流速为准的当量直径和以流量为准的当量直径。

3. 风机

风机是依靠输入的机械能，提高气体压力并排送气体的机械，它是一种从动的流体机械。根据所需的风量与风压，以及其他工艺操作条件，按照风机产品样本来选择最佳工况的风机，以便用最小的动力消耗获得最大效果。如风机的使用工况（温度、大气压、介质密度）为非标准状况时，选择风机所产生的风压、风量和轴功率等均按有关要求进行换算。

风机性能一般均指在标准状况下的性能。此处标准状况是指大气压力 $p=101323.2Pa$、大气温度 $t=20℃$、相对湿度为 50% 时的空气状态。

按通风机作用原理分类，通风机主要分为离心式、轴流式。

（1）离心通风机：主要由叶轮和机壳组成，动力机（主要是电动机）驱动叶轮在蜗形机壳内旋转，空气经吸气口从叶轮中心处吸入。由于叶片对气体的动力作用，气体压力和速度得以提高，并在离心力作用下沿着叶道甩向机壳，从排气口排出。

（2）轴流式通风机：叶片安装于旋转轴的轮毂上，当具有斜面形状的叶片旋转时，将气流吸入并向前送出。轴流通风机的布置形式有立式、卧式和倾斜式三种，小型的叶轮直径只有 100mm 左右，大型的可达 20m 以上。小型低压轴流通风机通常安装在建筑物的墙壁或天花板上。

通风机广泛地应用于各个工业部门，一般讲，离心式通风机适用于小流量、高压力的场所，而轴流式通风机则常用于大流量、低压力的情况。

4. 净化装置

净化装置是将正己烷等有毒有害气体净化至符合国家排放标准的设备。为了防止大气污染，保护环境，用通风排气的方法从车间内排出的正己烷等有害气体需采取适当的净化处理措施，不得影响其他用人单位、劳动者和周围居民。若直接排入大气时，应引至屋顶以上 3m 高处，若邻近建筑物高于本车间时，应加高排放口高度。经过净化处理后排到大气中的正己烷等有害气体应符合废气排放标准的要求。

（三）事故通风

事故通风属于全面通风的特殊形式。可能突然产生大量正己烷的工作场所，应设置事故排风装置。事故通风的排风量应根据工艺设计所提供的资料通过计算确定。当工艺设计不能提供有关计算资料时，其通风换气次数不小于 12 次/h。进行事故通风设计时，应遵循下述原则：

事故排风所需的排风量应由经常使用的排风系统和事故通风的排风系统共同保证，事故排风的通风机开关应分别设置在室内外便于操作的地点。

事故排风的吸风口，应设在有害气体或易燃易爆危险物质散发量可能最大的地点。当发生事故可能向室内散发密度比空气大的气体和蒸气时，吸风口应设在地面以上 0.3～1.0m 处；散发密度比空气小的气体和蒸气时，吸风口应设在厂房的上部；对于可燃气体和蒸气，吸风口应尽量紧贴顶棚布置，其上缘距顶棚不得大于 0.4m。

事故排风的排风口，不应布置在人员经常停留或通行的地点。事故排风的排风口，应高于 20m 范围内最高建筑物的屋面 3m 以上；当其与机械送风系统进风口的水平距离小于 20m 时，尚应高于进风口 6m 以上。当排放的空气中含有正己烷等可燃性气体和蒸气时，事故通风系统的排风口与火源距离应大于 30m。

设计事故排风时，在符合上述要求的条件下，可在外墙或外窗设置轴流式通风机向室外排风，但应注意防止气流短路。

（四）净化处理

正己烷等有害气体的净化方法有燃烧法、冷凝法、吸收法和吸附法。通风排气中正己烷等有害气体的净化，多采用吸附法。

1. 气体吸收法

基本原理是利用气体混合物中各组分在某种液体吸收剂中的溶解度不同，将其中溶解度最大的组分分离出来。对于通风排气而言，就是将正己烷等有害气体或蒸气和空气的混合物与适当的液体接触，使有害气体或蒸气溶解于液体中，达到废气净化的目的。

吸收法的特点是在过程中气、液两相间有物质传递现象发生，因此也称吸收操作为传质操作。

吸收过程分为物理吸收和化学吸收两种。物理吸收一般不伴有明显的化学反应，可以当做单纯的物理溶解过程。化学吸收过程则伴有明显的化学反应，化学吸收远比物理吸收复杂。

在吸收操作中，把所有的液体称为吸收剂，被吸收的气体如正己烷等称为吸收质、可溶气体或组分，其余不被吸收的气体称为惰性气体。

几种常用的吸收设备：喷雾塔、填料吸收塔、湍球吸收塔、筛板塔、斜孔板吸收塔。

2. 固体吸附法

吸附是用多孔性的固体物质处理气体混合物，使其中所含的正己烷等有害气体或蒸气被吸附于固体表面上，以达到净化目的。能吸附有害气体或蒸气的固体物质称为吸附剂，被吸附的物质称为吸附质。处在相互作用中的吸附剂或吸附质总称为吸附体系。

吸附作用主要是由于固体的表面力，吸附质可以不同的方式附着在吸附剂表面上。吸附有两种方式，一种为物理吸附，另一种为化学吸附。物理吸附时，气体与吸附剂不起化学反应，被吸附的液体很容易从固体表面逐出，而不改变其原来的性质；化学吸附时，气体与吸附剂起化学反应，被吸附的气体需要在很高的温度下才能逐出，由于化学反应而改变了其原来的性质。

有害气体净化需要的吸附剂均具有多孔的结构，且在每单位质量固体物质上均具有巨大的内表面，而其外表往往只占总表面积的极小部分。例如，在气体净化中最常用的硅胶及活性炭就具有这种特性。1kg 硅胶上有 $500km^2$ 的内表面，而 1kg 活性炭上有效吸附表面积达 $1000km^2$。

（1）吸附剂特性　在气体净化中，首先要求吸附剂有较大的静活性。静活性是指在一定的温度、吸附质气体或蒸气与空气混合物中含量也一定的情况下，每单位质量或单位体积的吸附剂在达到平衡时所能吸附气体或蒸气的最大量。其次，要求吸附剂须对不同组分的吸附作用具有选择性。

通常，吸附剂对于各种气体或蒸气的吸附能力，随各种气体或蒸气的沸点而异，在与吸附剂相接触的气体混合物中，沸点高的组分先被吸附，而惰性组分的沸点与被吸附组分的沸点相差甚大，难以被吸附。

在正己烷等有害气体和空气混合物流过吸附剂层的情况下，从开始吸附到气体出口处出现正己烷等吸附质时，单位质量或体积吸附剂平均所能吸附的气体量称为吸附剂的动活性。

当气体混合物通过一定厚度的吸附剂层时，起初气体混合物中的吸附质完全被吸附剂所吸附，至某一时期后，由吸附剂层流出的气体混合物中开始出现微量的吸附质，再经过若干时期，最终流出气体中的吸附质含量和最初含量相等。此时，整个吸附剂层均达到饱和。

实际上，在用吸附法净化正己烷等有害气体时，要求通过吸附剂层后，排出口中正己烷等有害气体含量应低于国家排放标准。因此，应保证有足够的吸附剂量，以使正己烷等气体混合物通过吸附设备时，有害气体能被吸附到合乎要求的程度。当出口处吸附质含量和排放标准规定的容许排放含量相等时，这台吸附设备应停止运行，吸附剂需进行更换或再生。

用吸附剂法处理正己烷等有害气体使空气得到净化后，一般都需使吸附剂再生，重新活化，以备下次吸附再用。这需要将已吸附的气体或蒸气自吸附剂中析出，这个过程称为解吸。

常用的解吸方法有两种，一是单独加热；二是在加热的同时，用空气或蒸汽吹过吸附层。

（2）对吸附设备的基本要求

① 在吸附器内，正己烷等有害气体与吸附剂应有足够长的接触时间。接触时间与流速成反比，流速越小，接触时间越长，吸附效率也就越高。吸附剂层截面上气流平均流速以控制在 $0.1\sim0.3m/s$ 为宜。

② 吸附设备内应容纳一定数量的吸附剂，以保证必需的使用期。否则，更换或再生吸附剂的周期太短，不便管理。吸附剂层厚度也不宜过大，以免阻力过高。

③ 吸附剂的吸附能力随气体温度的升高而下降，当气体温度高于38℃时，应采用冷却措施。可用室外空气同有害气体混合来降低气体温度。

④ 当气流中混有较高含量的粉尘时，应在吸附器之前装设除尘装置，以防吸附剂层被堵塞。

⑤ 应便于更换吸附剂或使其再生。对于连续操作的工艺过程，至少要设两台吸附器，一台操作，一台再生。

3. 冷凝法

冷凝法适用于净化、回收蒸气状态的有害物质，利用物质在不同温度下具有不同的饱和蒸气压这一性质，冷却气体，使处于蒸气状态的正己烷等有害物质冷凝成液体，从废气中分离出来。冷凝净化程度要求越高，废气的冷却温度越低，冷却所需的费用也就越大。因此，当废气中蒸气含量比较高时，冷凝回收才有经济意义，冷凝的净化程度也是有一定限制的。冷凝回收往往用于吸收、吸附、燃烧法的预处理，预先回收某些可以利用的纯物质和减轻这些方法的负荷。冷凝回收所用的设备是接触冷凝器、表面冷却器等。

4. 燃烧法

燃烧法是利用废气中某些有害物质可以氧化燃烧的特性，将它燃烧变成无害物质的方法。燃烧净化仅能处理那些可燃的，或在高温下能分解的有害气体，正己烷适用。其化学作用是燃烧氧化，个别情况下是热分解。因此，燃烧净化不能回收废气中含有的原物质，只是把有害物质烧掉，或者从中回收燃烧氧化后的产物。另外，根据条件也可回收氧化过程中产生的热量。

燃烧净化法主要用于含有机溶剂及碳氢化合物的废气处理，如正己烷等有害气体。这些物质在燃烧过程中被氧化成二氧化碳和水蒸气。燃烧净化有直接燃烧和催化燃烧两种。

直接燃烧是利用废气中可燃的有害气体做燃料来燃烧的方法，适应于含一定量可燃组分的有害气体，如果处理可燃组分含量较低的有害气体，必须依赖辅助燃料供热。

催化燃烧是用催化剂使废气中正己烷等可燃组分在较低温度下氧化分解的方法。将废气预热混合均匀，然后通过催化剂使废气中正己烷等可燃物质发生氧化反应。催化燃烧用于处理含有大量尘粒及雾滴的废气时，必须预先除尘及除雾，否则尘粒、雾滴将使催化剂床层堵塞而"中毒"，活性衰退，不能起到其应有的作用。

第四节　管理措施与行为控制

在控制工作场所正己烷职业危害的措施中，管理控制的应用是一种可供选择的策略，其重点不是工作场所的相关设施，而是着眼于工作过程、制度和劳动者的行为。通常，只有全部有关人员均参与的全面风险评估，才能对该工作场所的正己烷危害作出充分的评价。国家已颁布实施相关的工作场所化学有害因素职业健康风险评估标准，每个工作场所正己烷职业危害的风险评估工作都要经过4个步骤，即正己烷职业危害识别、正己烷危害等级确定、正己烷接触人群的暴露评估，最后是风险等级的确定，根据风险等级来进行风险控制。这种规范的风险评估是工作场所正己烷职业危害管理控制措施所必需的组成部分。

为了使管理控制措施得以贯彻实施，必须对劳动者进行培训，使劳动者了解应用管理控制措施的必要性、遵循的规范程序和方法、管理控制的范围及后果。因此，劳动者的参与和培训是管理控制措施正确施行的关键。培训工作应该制度化，劳动者在上岗前和在岗期间都应接受培训，培训内容应该与实际岗位工作相结合。

工作制度的设置也是管理控制措施的一种。在换班工作或非正常的每天 8h 以及每周 40h 工作时间安排的非常规工作制工作场所，应该考虑需要改变正己烷所应用的职业接触限值标准。

化学品供应商应有相应资质，保证供应产品真实可靠，产品可溯源，应提供合格 MSDS 和挥发性组分检测报告给用人单位。

用人单位应对可能存在或产生正己烷职业危害的设备、正己烷溶剂包装应有警示标识和中文警示说明，警示标识包括当心中毒、戴防毒面具、注意通风，警示说明应当载明正己烷的特性、职业病危害、安全使用注意事项以及应急救治措施等内容。

用人单位应定期检测工作场所空气中正己烷的浓度，定期维护并检测卫生防护设施，确保其处于正常状态，不得擅自拆除或者停止使用。如果劳动者接触正己烷危害，工作场所空气中正己烷时间加权平均浓度不应超过 $100mg/m^3$，其工作班后尿中的 2,5-己二酮浓度不应超过 $4.0mg/L$，否则就应该安排其脱离正己烷工作岗位。患有多发性周围神经病的劳动者不宜安排从事接触正己烷危害的工作，曾罹患过正己烷中毒的人员，不宜再安排从事正己烷相关的作业。

职业卫生管理人员应在班前检查防护设施的有效性，在班中观察防护设施是否正常运行。劳动者应及时盖好盛装正己烷的容器，不应在车间分装正己烷溶剂和使用敞开式（如大口茶杯）容器盛装正己烷溶剂来清洗物件，应使用金属盖压口的环保压壶来压取正己烷溶剂，对蘸有正己烷的擦洗布使用后要及时收集和处理，以降低空气中正己烷的浓度，降低风险。在午间休息或下班后，在保证产品质量不受影响的情况下，将生产区域门窗打开，保持自然通风，降低正己烷浓度。

劳动者应注意个人卫生习惯，操作时尽量减少正己烷的逸散和接触时间，避免皮肤接触；在工作场所不应进食、饮水和吸烟。与正己烷工作场所无关的劳动者不应进入正己烷工作场所，如进入，应佩戴有效的个人防护用品。劳动者不应在存放和使用正己烷的场所周边抽烟，以避免火灾发生，不宜把正己烷带出生产区域。不应将正己烷用于生产以外的其他用途，如用正己烷清洗衣服、家具、皮肤等。

第五节　个人防护及管理

一、个人防护用品简介

个人防护用品是指为使劳动者在生产过程中免遭或减轻事故伤害和职业危害而提供的个人随身穿（佩）戴的用品，其作用是使用一定的屏障体或绳带、浮体等，采用阻隔、封闭、吸收、分散、悬浮等手段，保护人体的局部或全身免受外来侵害。

若危险源不能消除，工程控制达不到要求，则应使用个人防护用品。劳动者所工作的环境中往往存在各种职业病危害因素，这些危害作用于人体造成职业病和工伤事故，严重的甚至危害劳动者的生命。为了保护劳动者的安全健康，首先要积极改善劳动条件，创造符合国家卫生标准和安全要求的作业环境。但由于经济和技术水平的限制，在不能达到本质安全的条件下，使用个人防护用品是保障劳动者安全健康的有效措施，个人防护用品在预防职业性有害因素的综合措施中，属于第一级防护。即使在生产技术高度发展、机械设备高度完善的条件下，个人防护用品也是预防性的必备物品。

个人防护用品是劳动保护的辅助性措施。劳动保护的主要措施是改善劳动条件，采取有效的安全、卫生技术措施，个人防护用品的使用属于劳动保护的辅助性措施。不能因为使用和配备了有效的个人防护用品就忽视了工作条件的改善和安全、卫生技术措施的实施；同时，万一在工作中发生事故，个人防护用品可以起到保护人体的目的。一般情况，对于大多数作业，大部分对人体的伤害可包含在个人防护用品的安全限度以内。各种防护用品具有消除或减轻事故的作用。但防护用品对人的保护是有限度的，当伤害超过允许的防护范围时，防护用品就会失去其作用。

个人防护用品按照防护部位分为头部防护用品、呼吸器官防护用品、眼面部防护用品、听觉器官防护用品、手部防护用品、足部防护用品、躯干防护用品、护肤用品和防坠落用品等九大类。对防护正己烷职业危害来说，最重要的是呼吸防护和手部防护。

呼吸防护用品是为防止有害气体、蒸气、粉尘、烟、雾经呼吸道吸入或直接向配用者供氧或清净空气，保证在尘、毒污染或缺氧环境中作业人员正常呼吸的防护用具。

呼吸器官防护用品按功能主要分为防尘口罩和防毒口罩（面具），按形式又可分为过滤式和隔离式两类。

（1）过滤式呼吸防护器。以佩戴者自身呼吸为动力，将空气中正己烷等有害物质予以过滤净化。适用于空气中有害物质浓度不高，且不为缺氧的场所，有机械过滤式和化学过滤式两种。

（2）隔离（供气）式呼吸防护器。此类呼吸防护器吸入的空气并非经净化的现场空气，而是另行供给。按其供气方式又可分为自带式与外界输入式两类。

对工作场所正己烷职业危害环境来说，一般选择防毒口罩（面具），形式选择多为过滤式。进入正己烷有害环境前，应先佩戴好呼吸防护用品。对于密合型面罩，使用者应先做佩戴气密性检查，以确认密合。在有害环境作业的人员应始终佩戴呼吸防护用品。当使用呼吸防护用品过程中感到异味、咳嗽、刺激、恶心等不适症状时，应立即离开有害环境，并应检查呼吸防护用品，确定并排除故障后方可重新进入有害环境；若无故障存在，应更换有效的过滤元件。

若正己烷有可能飞溅到眼睛时，应配备眼部护具。

手部防护用品具有保护手和手臂的功能，供劳动者作业时戴用的手套称为手部防护用品，按其防护部位可分为防护套袖和防护手套。

防护套袖是以保护前臂或全臂免遭伤害的个人防护用品，如防辐射热套袖、防酸碱套袖。

防护手套是用于保护肘关节以下（主要是腕部以下）手部免受伤害的个人防护用品，包括带电作业用绝缘手套、耐酸碱手套、焊工手套、橡胶耐油手套、防 X 射线手套、防水手套、防毒手套、防机械伤害手套、防静电手套、防振手套、防寒手套、防辐射热手套、耐火阻燃手套、电热手套、防微波手套、防切割手套和医用防护手套等。

使用正己烷溶剂过程中劳动者不应徒手接触正己烷，应佩戴氟橡胶或腈橡胶防护指套或手套。防护手套佩戴前的检查方法：向手套内吹气，用手捏紧套口，观察是否漏气，若漏气则不能使用。

二、对用人单位和劳动者的要求

用人单位需要对存在正己烷职业危害的作业场所进行职业病危害因素识别、检测与评价，控制存在的正己烷危害，在正己烷作业场所设立警示牌，说明其危害与应佩戴的个人防护用品。职业卫生管理人员应接受相关部门关于个人职业病防护用品的培训，制定以正己烷呼吸保护计划为重点的个人防护用品使用计划，并定期对计划的有效性进行复查、更新和评价。为劳动者选择并提供个人防护用品，所提供的职业病防护用品应符合防治职业病的要求，不符合要求的不得使用。用人单位应培训劳动者正确使用、维护个人防护用品，定期检查其性能和效果，确保其处于正常状态，同时对正己烷个人防护用品的选择、分发、使用及培训作好记录，确保个人防护用品使用计划实施，并督促劳动者正确使用和维护个人职业病防护用品。

劳动者应了解作业场所正己烷的危害程度，接受个人职业病防护用品的相关知识培训，正确佩戴和使用个人职业病防护用品，在存在正己烷危害的环境中坚持佩戴个人职业病防护用品，对个人防护用品进行保养、清洁与维护，及时向用人单位管理者提出修理和更换个人职业病防护用品的需求。

对用人单位的培训内容有：正己烷的性质和危害，相关法律、法规及个人职业病防护用品使用的重要性，个人职业病防护用品的选择方法，确保防护用品能适用于使用者，防护失效的原因，防护用品的维护、保养及使用过程中可能发生的损耗，防护用品的使用限制和失效判断方法。

对劳动者的培训内容：正己烷的性质和危害，相关法律、法规及个人职业病防护用品使用的重要性，个人防护用品正确配备、使用及判断防护用品失效的方法，个人职业病防护用品的检查、维护方法及可能发生的损耗，紧急情况下个人职业病防护用品使用的局限性。

培训周期：培训应至少每年进行一次，当作业场所使用的有机溶剂种类、劳动者的作业方式及采用的防护用品发生变化时应及时进行培训。

三、个人防护用品的选择、使用与维护

正确选择、使用和维护个人防护用品是保证劳动者安全与健康的前

提。在没有防护的情况下，任何人都不应暴露在可能危害身体健康的环境。在控制正己烷作业场所职业危害的系列方法中，个体防护是不可或缺的方法，当工程措施、管理措施及工作实践等控制方法无法实施或无法完全消除正己烷危害时，应选用个人职业病防护用品。个人职业病防护用品质量、性能、规格应符合国家相关标准的要求，并经检验合格。个人职业病防护用品应经过适用性评价，以确保劳动者适用于防护正己烷有害环境。个人防护用品的选用、使用和维护应坚持以下原则：

1. 根据工作环境和作业类别选用个人防护用品

根据不同的正己烷使用场所及工作岗位的不同防护要求，正确选择性能符合要求的防护用品。

根据环境危害进行选择：正己烷作业环境分为立即威胁生命或健康浓度（IDLH）环境和非 IDLH 浓度环境。有害环境未知、缺氧或无法确定是否缺氧、正己烷浓度未知，不确定是否达到或超过 IDLH 浓度的情况应作为 IDLH 浓度环境。正己烷 IDLH 浓度环境下应配备全面罩的正压式 SCBA，或者在配备适合的辅助逃生型呼吸防护用品前提下，配全面罩或送气头罩的正压供气式呼吸防护用品。非 IDLH 浓度环境下应选择指定防护因数（APF）大于正己烷危害因数的呼吸面罩，各类呼吸防护用品的 APF 见表 3-1。

表 3-1 不同呼吸防护用品的制订防护因数（APF）

呼吸防护用品类型	面罩类型	APF	
		正压式	负压式
自吸过滤式	半面罩 全面罩	不适用	10 100
送风过滤式	半面罩 全面罩 开放型面罩 送气头罩	50 >200 且 <1000 25 >200 且 <1000	不适用
供气式	半面罩 全面罩 开放型面罩 送气头罩	50 1000 25 1000	10 100 不适用
携气式	半面罩 全面罩	>1000 100	10

2. 根据作业状况选用个人防护用品

选择的不同防护用品之间应彼此互相兼容，不降低防护效果和妨碍作业。若正己烷作业中存在可以预见的紧急危险情况，应根据危险的性质选择适用的应急防护用品。若作业强度较大，或作业时间较长，应选择呼吸负荷较低的呼吸防护用品。若有清楚视觉的需求，应选择视野较好的防护用品。

3. 根据作业人员选用个人防护用品

选用呼吸防护密合型面罩时，应首先根据使用者脸型选择合适的型号，进行适合性检验。

视力矫正眼镜不应影响呼吸防护用品与面部的密合性。若呼吸防护用品提供使用矫正镜片的结构部件，应选用适合的视力矫正镜片，并按照使用说明书要求操作使用。

有些物质，如天然橡胶，会导致某些人皮肤过敏，此时应选择使用其他非致敏材料的防护用品。

对有心肺系统疾病史、对狭小空间和呼吸负荷存在严重心理应急反应的人员，应征求医生的建议，考虑其使用呼吸防护用品的能力。

4. 根据国家有关规定选用个人防护用品

为了保证个人防护用品产品质量，我国特种个人防护用品的生产实行生产许可证、安全鉴定证和产品合格证三证制度。生产特种个人防护用品的企业除了应具有生产许可证外，还应按照产品所依据的标准对产品进行自检，并出具产品合格证。特种个人防护用品在出厂前应接受地方个人防护用品质量监督检验机构的抽检，检验机构按批量配给安全鉴定证。目前我国已对正己烷职业危害所使用的防毒口罩（面具）等特种个人防护用品实行生产许可证。特种个人防护用品必须颁发生产许可证才能生产，而且必须在产品上贴"安全标识"。选购正己烷呼吸防护用品时应查问是否有"三证"，如没有则是非法产品。

5. 根据使用期限和报废原则更换个人防护用品

个人防护用品的使用期限与作业场所环境、个人防护用品使用频率、个人防护用品自身性质等多方面因素有关。一般来说，使用期限应考虑以下三原则：

腐蚀程度：根据不同作业对个人防护用品的磨损可划分为重腐蚀作业、中腐蚀作业和轻腐蚀作业。腐蚀程度反映作业环境和工种使用状况。

损耗情况：根据防护功能降低的程度可分为易受损耗、中等受损耗和强制性报废。受损耗情况反映防护用品的防护性能情况。

耐用性能：根据使用周期可分为耐用、中等耐用和不耐用。耐用性能反映防护用品的综合质量。

个人防护用品符合下述条件之一时，应予报废：不符合国家标准、行业标准或地方标准。在使用或保管贮存期内遭到损坏，经检验未达到原规定的有效防护功能最低指标。

6. 正确使用与妥善维护个人防护用品

个人防护用品使用者必须了解所使用的防护用品的适用性和局限性，了解所使用的防护用品的性能及正确使用方法，对结构和使用方法较为复杂的防护用品，如呼吸器要进行反复训练，达到能迅速正确使用。使用个人防护用品前，必须严格检查，损坏或磨损严重的必须及时更换，对于应急救援使用的呼吸器，更要定期检查，以免应急时无法正常工作。

对于密合型面罩，应利用适合性检验确保每个使用者的防护面罩不存在泄漏，每次佩戴密合型面罩进入工作场所前，使用者应做佩戴气密性检查，以确认密合。

呼吸防护用品的过滤元件使用后，应单独密封存放，并记录使用时间。如果两次使用时间间隔较长，应提前更换过滤元件。

进入正己烷作业场所前，应事先佩戴好个人职业病防护用品，从事正己烷作业的劳动者应始终佩戴个人防护用品。

当使用呼吸防护用品过程中感到异味、咳嗽、刺激、恶心等不适症状时，应立即离开有害环境，并应检查呼吸防护用品，确定并排除故障后方可重新进入有害环境；若无故障存在，应更换有效的过滤元件。

不允许私自组装、改装个人防护用品，已被正己烷等有机溶剂污染的个人防护用品应按相关要求进行处理，不能随意放置和丢弃。个人防护用品使用者必须仔细阅读个人防护用品的使用维护说明书，按要求正确维护防护用品,从而确保个人防护用品的防护效果。不允许使用者自行重新装填过滤式呼吸防护用品滤毒罐或滤毒盒内的吸附过滤材料,也不允许采取任何方法自行延长已经失效的过滤元件的使用寿命。

个人专用的防护用品应定期清洗和消毒,非个人专用的每次使用后都应清洗和消毒。不允许清洗过滤元件。对可更换过滤元件的过滤式呼吸防护用品,清洗前应将过滤元件取下。

防护用品应保存在清洁、干燥、无油污、无阳光直射和无腐蚀性气体的地方,防护手套等使用后应冲洗干净,晾干,避免在高温或低温下保存,并在制品上撒滑石粉以防粘连,对于由特殊材质制成并对保存有具体要求的个人防护用品,应按产品说明保存。

所有紧急情况和救援使用的防护用品应保持待用状态,并置于适宜储存、便于管理、取用方便的地方,不得随意变更存放地点。使用者在每次使用前应仔细检查防护用品,如存在污渍、破损、变形等缺陷,应及时更换。

7. 呼吸防护用品的选择

如工作场所正己烷浓度低于其立即威胁生命或健康的浓度(IDLH)值 $3883mg/m^3$,应根据其职业接触限值,计算危害因数,并选择 APF 大于危害因数的呼吸防护器。正己烷属于有机蒸气类污染物,若选择佩戴过滤式呼吸防护用品,应配备 A 型滤毒罐或滤毒盒,关于滤毒罐或滤毒盒的使用寿命,可向制造商了解。若工作环境为混合气体环境,防护用品选择可按 GB/T 18664 执行。

如工作场所正己烷浓度大于或等于 IDLH 值 $3883mg/m^3$ 时,或浓度未知,或缺氧,或无法确定是否缺氧时,选择的呼吸防护器有:配全面罩的正压式携气式呼吸防护用品;在配备适合的辅助逃生型呼吸防护用品前提下,配全面罩或送气式头罩的正压供气式呼吸防护用品。根据正己烷作业环境选择呼吸防护用品方法见表 3-2。

8. 皮肤防护用品选择

劳动者应选择合适的皮肤防护用品并进行适当的维护,以保证接触正己烷时能起到有效的保护作用。皮肤防护用品(手套、套筒、防护服)的选择亦要基于劳动者接触正己烷的浓度和时间。各种材料对正己烷渗透的抵抗能力见表 3-3。

表 3-2　根据正己烷作业环境选择呼吸防护用品方法表

有害环境	使用的呼吸防护用品种类													
	隔绝式									过滤式				
	携气式				供气式					送风过滤式			自吸过滤式	
	正压式		负压式		正压式			负压式		防毒			防毒	
	H	F	H	F	H	T	L	H	F	H	T	L	H	F
氧气浓度未知		√				√①								
缺氧:氧气浓度 <19.5%		√				√①								
正己烷浓度未知		√				√①								
正己烷浓度 ≥3883mg/m³ 的环境		√				√①								
正己烷气体浓度 /(mg/m³) <1800	√	√	√	√	√	√		√	√	√	√		√	√
正己烷气体浓度 /(mg/m³) <3883	√	√			√	√	√			√	√	√		√

① 辅助逃生型呼吸防护用品应适合正己烷 IDLH 浓度（3883mg/m³）的环境性质。例如：在正己烷浓度未知，是否缺氧未知及缺氧环境下，选择的辅助逃生型呼吸防护用品应为携气式，不允许使用过滤式；在不缺氧，但正己烷浓度超过 IDLH 浓度的环境下，选择的辅助逃生型呼吸防护用品可以是携气式，也可以是过滤式，但应适合正己烷的浓度水平。

注：√表示允许选用；H 表示半面罩；F 表示全面罩；T 表示全面罩和送气头罩；L 表示开放型面罩。

表 3-3　不同材料对正己烷渗透的抵抗能力

材料	穿透时间/h
腈橡胶	>8
聚乙烯醇	>8
聚四氟乙烯	>8
氟橡胶	>8
丁基橡胶	<1①
天然橡胶	<1①
氯丁(二烯)橡胶	<1①
聚乙烯	<1①
聚氯乙烯	<1①

① 不推荐，可能发生穿透侵蚀。

评估皮肤防护用品的防护能力，用人单位应参考可信的数据和制造商的推荐，如不同厂家生产的类似防护服化学耐受性有显著的不同（比如丁基橡胶）；混合材料的化学耐受性与其含有的任一纯组分材料有显著区别等。

作业人员需穿戴工作服、工作裤或其他类似的全身覆盖防护措施，并且每日清洗。用人单位应提供寄物柜或其他密闭区域，分别存放作业人员的工作衣物和生活衣物。下班后劳动者应脱下工作服，送去清洗。应告知洗涤人员污染物的潜在危害和预防措施。任何有化学耐受性的防护服和防护手套在使用时都要定期检测，以确保其防护的有效性。在炎热天气或闷热不通风的作业场所，需考虑其透气性能。在任何涉及有毒腐蚀性溶剂操作中，应佩戴防溅式化学护目镜和面罩，以免液体溅入眼睛。

四、正己烷个人防护用品的呼吸保护计划

为确保关于正己烷呼吸防护用品的选择、使用和维护的各项要求得以准确实施，用人单位需建立并实施规范的呼吸保护计划，将呼吸防护用品的选购、使用和维护作为用人单位管理的一个重要组成部分，并书面记录计划实施情况。用人单位需有一名主管人员负责呼吸保护计划，该主管人员应接受过适当培训，具有管理和有效执行该计划的相应知识和职责。当作业条件的变化有可能影响正己烷呼吸防护用品的使用时，需及时调整呼吸保护计划。

需定期对正己烷呼吸保护计划执行情况进行检查，根据检查情况对呼吸保护计划做相应调整。呼吸保护计划检查包括计划管理检查和计划执行检查两个方面。呼吸保护计划管理检查内容包括：是否有书面的呼吸保护计划；呼吸保护计划管理责任人在知识和管理能力方面是否胜任；是否有可行的工程控制措施能够取消呼吸防护用品的使用需求；呼吸保护计划内容是否全面；是否定期评价呼吸保护计划的有效性。呼吸保护计划执行检查内容包括：作业场所正己烷等有害因素及其危害程度是否有合理的评价；是否选择合格的呼吸防护用品；呼吸防护用品现场使用是否正确；呼吸防护用品使用者是否参加培训；呼吸防护用品是否得到正确维护；呼吸防护用品使用人员是否定期接受职业健康检查。

正己烷呼吸保护计划内容应包括：

（1）用人单位的呼吸保护计划责任人姓名和职责，执行正己烷呼吸保

护计划的相关部门职责；

（2）选择使用呼吸防护用品的程序；

（3）选择呼吸防护用品具体类型的方法；

（4）对呼吸防护用品使用人员身体状况的医学评价，包括使用呼吸防护用品的适合性、使用前后的健康监护情况等；

（5）检查、更换过滤元件的程序和方法，维修、清洗、消毒、储存和废弃呼吸防护的程序和方法；

（6）呼吸防护用品使用人员的定期培训计划和培训内容；

（7）对正己烷呼吸保护计划的执行情况、效果进行定期评价。

正己烷呼吸保护培训内容应包括：

（1）正己烷有害环境的性质与危害程度；

（2）作业场所采取的工程措施及其效果；

（3）作业人员采取呼吸保护的必要性；

（4）关于使用呼吸防护用品的法律和法规；

（5）选择特定功能或特定种类呼吸防护用品的原因；

（6）所选呼吸防护用品的功能、佩戴使用方法及其局限性；

（7）密合型面罩佩戴气密性的重要性和检查方法；

（8）呼吸防护用品或过滤元件更换时间的判定和更换方法；

（9）正己烷呼吸防护用品的检查、维护和储存方法；

（10）出现紧急情况时的处理方法及逃生型呼吸防护用品的使用。

第六节　工作场所正己烷职业 安全卫生防护检查表

工作场所正己烷职业安全卫生防护检查表包含 7 个方面，分别是正己烷使用、储存和运输；工厂布局、通风与照明；机械安全；工作场所职业危害控制；辅助设施；应急准备与处理以及职业安全卫生管理。在使用这个检查表时首先对工作场所进行巡检，然后按照检查表上的每个问题，寻找适宜的解决方法，并回答"是否要采取行动"。如果已采用或不需要采用该项措施，选择"否"；如果认为该项措施值得实施，选择"是"；在"备注"下写出应当采取措施的建议和位置，最后根据检查表上的要求检查后，对所有回答"是"的问题依据其重要性，确定需要"优先解决"的问题。具体见附录四。

第七节 案例分析——通风设施改变
引起的正己烷中毒

1. 企业基本情况

2008年3月份成立，主要生产手机镜片，其中组装部生产工艺是劳动者用抹布蘸取石油醚对手机镜片进行清洁。

2. 事故现场调查情况

用人单位组装部车间位于建筑物3楼，长12m，宽6.4m，高2.8m，南北通透，依靠门窗和落地风扇进行全面通风。

2010年6月，组装部车间由原来的3楼搬到4楼靠近角落一小房间，门窗关闭，依靠空调进行温度调节。女工进行手机镜片清洁作业时，没有佩戴活性炭防护口罩，用人单位有发放防护手套，但经现场查看，工人均无佩戴。

用人单位委托相关职业卫生技术服务机构对组装部进行了连续四年空气中有毒物质正己烷浓度检测，结果见表3-4。

表3-4 某手机镜片生产企业组装车间空气中正己烷浓度检测结果

检测日期	C_{STEL}	PC-STEL	C_{TWA}	PC-TWA	备注
2008年9月	19.2	180	—	—	三楼,全面通风
2009年6月	29.4～78.3	180	49.6	100	三楼,全面通风
2010年9月	342.7～398.5	180	363.4	100	四楼,门窗密闭
2010年10月	6.4～10.3	180	8.8	100	四楼,局部抽风
2011年7月	<0.3	180	<0.3	100	换用医用酒精

注：C_{STEL} 为作业场所空气中正己烷短时间接触浓度；C_{TWA} 为作业场所空气中正己烷时间加权浓度；PC-STEL为短时间接触容许浓度；PC-TWA为时间加权平均容许浓度；单位均为 mg/m^3。

从表3-4可知，2008年9月至2011年7月对用人单位包装部正己烷浓度进行的 5 次检测中，2010 年 9 月正己烷短时间浓度最高达 398.5mg/ m^3 ，时间加权浓度达到 363.4mg/ m^3 ，均远超过国家职业卫生接触限值；另外四次检测结果正己烷浓度合格。

3. 病例材料

患者 A，女，19 岁，工作时间为 2010 年 3 月～9 月（工龄 7 个月）；患者 B，女，23 岁，工作时间 2008 年 4 月～2010 年 10 月（工龄 30 个月）；患者 C，女，22 岁，工作时间为 2008 年 9 月～2010 年 10 月（工龄 25 个月）。三名女工进入该厂后一直在包装部从事手机膜镜面清洁工作，接触石油醚溶剂（经挥发性组分分析正己烷占 72.4%）。

患者 A，2010 年 9 月底出现四肢麻木，行走无力，上楼梯困难，遂辞工回贵州老家，后发现行李中的一份职业病防治宣传手册，对照自己的身体症状而怀疑是职业中毒，便打电话咨询相关职业病防治专家，同时听从专家意见由家人护送回深圳进行诊断和治疗。

2010 年 10 月初，通过对患者 A 所在的用人单位进行现场调查、应急职业健康检查与健康教育。当场未发现有人不适，但过了一周后，患者 B、C 电话自诉出现四肢无力，行走困难，走路不稳等症状。B、C 患者送往职业健康检查机构进行体检，尿常规、血常规、空腹血糖及其他生化检测指标均未见异常，心电图正常；内科常规检查和神经系统常规检查均无发现异常。考虑患者口述症状，遂加做神经-肌电图检查，发现患者四肢远端对称性浅感觉减退，双膝反射、跟腱反射减弱，显示有神经源性损害，最终 A、B、C 全被诊断为职业性慢性正己烷中度中毒。

4. 结果与讨论

2010 年 6 月包装部从 3 楼敞开式车间搬到 4 楼空调车间之前，车间采用全面通风，空气中正己烷浓度均低于国家职业接触限值；搬到 4 楼之后没有同时做好通风防护设施，由于为空调车间，门窗不常开启，且国庆节前两个月订单较多，劳动者工作时间延长，石油醚溶剂使用量同时增加，车间空气中正己烷浓度远远超过国家标准，劳动者个人防护不到位，从而引起正己烷中毒；2010 年 10 月发生中毒之后，用人单位对 4 楼包装部进行了整改，加装了局部抽风装置，同时增加新风量送入，使正己烷浓度大大降低到国家限值以下；到 2011 年，用人单位进一步采取技术机构的建议，改用医用酒精代替使用长达 3 年之久的石油醚，从源头上杜绝了正己烷的危害。

通风效果的优劣对正己烷中毒有直接影响。3 楼包装部车间全面通风效果良好，未发生正己烷中毒，而搬到 4 楼空调车间后，没有做好通风防护设施，新风量送入不够，引起正己烷浓度升高，导致中毒发生。

呼吸道吸入是引起正己烷中毒的重要原因。同样的无防护手工蘸取石油醚清洁方式，在 4 楼空调车间空气正己烷浓度远超国家标准下，引起正己烷中毒，而工人在 3 楼通风效果较好的车间则安然无恙，因此可推测在本事故中，和皮肤接触吸收相比，呼吸道吸入引起的正己烷中毒占较大原因，因此做好正己烷接触者的呼吸防护则显得尤为必要。

参考文献

[1]　杨径，何家禧，周伟. 职业病危害的个人防护［M］. 北京：中国环境出版社，2010.

[2]　［澳］切瑞林·蒂尔曼主编. 职业卫生导则［M］. 朱明若，黄汉林等译. 北京：化学工业出版社，2011.

[3]　孙一坚，沈恒根. 工业通风［M］. 北京：中国建筑工业出版社，2010.

[4]　吴礼康，张敏，丘创逸. 工作场所正己烷职业安全卫生防护手册. 北京：中国工人出版社，2012.

[5]　何家禧. 职业病危害风险评估与防控［M］. 北京：中国环境出版社，2015.

[6]　有机溶剂作业场所个人职业病防护用品使用规范：GBZ/T 195—2007.

[7]　呼吸防护用品的选择、使用与维护：GB/T 18664—2002.

[8]　个体防护装备选用规范：GB/T 11651—2008.

（田亚锋、王丽华）

第四章

职业健康监护

职业健康监护是职业病防治工作的重要组成部分，是保护劳动者职业健康的重要手段，通过职业健康监护及早发现职业禁忌证及职业病人，并对其早调离、早诊断及早治疗，是职业病防治二级预防的重要内容之一。本章主要介绍正己烷作业人群职业健康监护的基础知识、目标疾病、健康检查的内容和周期、档案管理、典型案例、监护技术优化等方面的内容。

第一节　职业健康监护概述

本节主要围绕职业健康监护的术语和定义、目的、资料应用、监护人群的界定原则、职业健康检查的种类和周期、职业健康检查结果的报告与评价、职业健康监护工作流程、职业健康检查机构和用人单位职责等方面的内容进行概述。

一、职业健康监护的术语和定义

1. 职业健康监护

职业健康监护（occupational health surveillance）是以预防为目的，根据劳动者的职业接触史，通过定期或不定期的医学健康检查和健康相关资料的收集，连续性地监测劳动者的健康状况，分析劳动者健康变化与所接触的职业病危害因素的关系，并及时地将健康检查和资料分析结果报告给用人单位和劳动者本人，以便及时采取干预措施，保护劳动者健康。职业健康监护主要包括职业健康检查、离岗后健康检查、应急健康检查和职业健康监护档案管理等内容。

2. 职业健康检查

职业健康检查（occupational medical examination）是指通过医学手段和方法，针对劳动者所接触的职业病危害因素可能产生的健康影响和健康损害进行临床医学检查，了解受检者健康状况，早期发现职业病、职业禁忌证和可能的其他疾病及健康损害的医疗行为。职业健康检查是职业健康监护的重要内容和主要的资料来源。职业健康检查类别包括上岗前、在岗期间、离岗时和离岗后以及应急健康检查。

3. 目标疾病

职业健康监护目标疾病（target disease）分为职业病和职业禁忌证。

4. 职业病

职业病（occupational disease）指企业、事业单位和个体经济组织等用人单位的劳动者在职业活动中，因接触粉尘、放射性物质和其他有毒、有害因素而引起的疾病。

5. 职业禁忌证

职业禁忌证（occupational contraindication）是指劳动者从事特定职业或者接触特定职业病危害因素时，比一般职业人群更易于遭受职业病危害和罹患职业病或者可能导致原有自身疾病病情加重，或者在从事作业过程中诱发可能导致对他人生命健康构成危险的疾病的个人特殊生理或者病理状态。

二、职业健康监护的目的

（1）早期发现职业病、职业健康损害和职业禁忌证；

（2）跟踪观察职业病及职业健康损害的发生、发展规律及分布情况；

（3）评价职业健康损害与作业环境中职业病危害因素的关系及危害程度；

（4）识别新的职业病危害因素和高危人群；

（5）进行目标干预，包括改善作业环境条件，改革生产工艺，采用有效的防护设施和个人防护用品，对职业病患者及疑似职业病和有职业禁忌人员的处理与安置等；

（6）评价预防和干预措施的效果；

（7）为制定或修订卫生政策和职业病防治对策服务。

三、职业健康监护资料的应用

（1）职业健康监护工作中收集的劳动者健康资料只能用于以保护劳动者个体和群体的健康为目的的相关活动，应防止资料的滥用和扩散。

（2）职业健康监护资料应遵循医学资料的保密性和安全性的原则，应注意维护资料的完整和准确并及时更新。

（3）职业健康检查机构应以适当的方式向用人单位、劳动者提供和解释个体和群体的健康信息，以促进他们能从保护劳动者健康和维护就业方面考虑提出切实可行的改进措施。

（4）在应用健康监护资料评价劳动者对某一特定作业或某类型工作是否适合时，应首先建议改善作业环境条件和加强个体防护，在此前提下才能评价劳动者是否适合该工作。同时劳动者健康状况和工作环境都在随时发生变化，所以判定是否适合不应只是一次性的。

四、正己烷作业职业健康监护人群的界定原则

（1）正己烷属于需要开展强制性健康监护的职业病危害因素，接触人群都应接受职业健康监护。主要接触人群包括使用正己烷作为除污清洗剂、黏合剂、稀释剂和萃取浸提剂的劳动者，以及生产、运输、包装和存储正己烷的劳动者。

（2）高危人群识别。若发现劳动者萎靡不振，四肢末端感觉异常，进而有握拳不力、难提重物，尤其是上楼梯困难、行走无力等下肢受累较重现象，出现以多发性周围神经损害为主的临床表现，应立即调离原岗位，并安排职业健康检查与治疗。特别是空调环境或密闭空间使用正己烷时应更加给予高度关注。

（3）虽不是直接从事接触正己烷作业，但在工作中受到与直接接触人员同样的或几乎同样的接触，应视同职业性接触，需和直接接触人员一样接受健康监护。

五、正己烷作业人群职业健康检查的种类和周期

正己烷作业人群职业健康检查包括上岗前、在岗期间、离岗时职业健

康检查。用人单位应组织正己烷接触者进行上岗前（新录用、变更工作岗位或工作内容）、在岗期间、离岗时职业健康检查。发生正己烷应急事故时，尚应进行应急职业健康检查。离岗时职业健康检查项目参照在岗期间职业健康检查。未进行离岗时职业健康检查，不应解除或者终止劳动合同。体检费用由用人单位承担，体检项目与周期应符合 GBZ 188 的要求。

1. 上岗前职业健康检查

上岗前健康检查的主要目的是发现有无职业禁忌证，建立接触正己烷作业人员的基础健康档案。上岗前健康检查为强制性职业健康检查，应在开始从事有害作业前完成。拟从事接触正己烷作业的新录用人员，包括转岗到该种作业岗位的人员应进行上岗前健康检查。

2. 在岗期间职业健康检查

长期从事正己烷作业的劳动者，应进行在岗期间的定期健康检查。定期健康检查的目的主要是早期发现职业性慢性正己烷中毒病人或疑似职业性慢性正己烷中毒病人或劳动者的其他健康异常改变；及时发现有职业禁忌的劳动者；通过动态观察劳动者群体健康变化，评价工作场所正己烷危害的控制效果。定期健康检查的周期为 1 年。

3. 离岗时职业健康检查

劳动者在准备调离或脱离所从事的正己烷作业前，应进行离岗时职业健康检查；主要目的是确定其在停止接触正己烷时的健康状况。如最后一次在岗期间的健康检查是在离岗前的 90 日内，可视为离岗时检查。

六、职业健康监护结果的报告与评价

1. 职业健康检查报告的种类

职业健康检查机构应根据相关规定和与用人单位签订的职业健康检查委托协议书，按时向用人单位提交职业健康检查报告。职业健康检查结果报告分为总结报告、个体结论报告和职业健康监护评价报告三种。职业健康检查报告和评价应遵循法律严肃性、科学严谨性和客观公正性。

2. 职业健康检查总结报告

体检总结报告是健康体检机构给委托单位（用人单位）的书面报告，是对本次体检的全面总结和一般分析，内容应包括：受检单位，职业健康检查种类，应检人数，受检人数，检查时间和地点，体检工作的实施情况，发现的疑似职业病、职业禁忌证和其他疾病的人数和汇总名单，处理建议等。个体体检结果可以一览表的形式列出花名册。

3. 职业健康检查个体结论报告

每个受检对象的体检表，应由主检医师审阅后填写体检结论并签名。体检发现有疑似职业病、职业禁忌证、需要复查者和有其他疾病的劳动者要出具体检结论报告，包括受检者姓名、性别、接触有害因素名称、检查异常所见、本次体检结论和建议等。个体结论报告应一式两份，一份给劳动者或受检者指定的人员，一份给用人单位。

根据职业健康检查结果，对劳动者个体的体检结论可分为以下 5 种：

（1）目前未见异常。本次职业健康检查各项检查指标均在正常范围内。

（2）复查。检查时发现与目标疾病相关的单项或多项异常，需要复查确定者，应明确复查的内容和时间。

（3）疑似职业病。检查发现疑似职业病或可能患有职业病，需要提交职业病诊断机构进一步明确诊断者。

（4）职业禁忌证。检查发现有职业禁忌的患者，需写明具体疾病名称。

（5）其他疾病或异常。除目标疾病之外的其他疾病或某些检查指标的异常。

4. 职业健康监护评价报告

职业健康监护评价报告是根据职业健康检查结果和收集到的历年工作场所监测资料及职业健康监护过程中收集到的相关资料，通过分析劳动者健康损害和职业病危害因素的关系，以及导致发生职业危害的原因，预测健康损害的发展趋势，对用人单位劳动者的职业健康状况做出总体评价，并提出综合改进建议。职业健康检查机构可根据受检单位职业健康监护资料的实际情况及用人单位的委托要求，共同协商决定是否出具职业健康监护评价报告。

5. 职业健康检查结果的汇总和报告

职业健康检查机构应按统计年度汇总职业健康检查结果，并应向卫生计生行政部门报告，向作业场所职业卫生监督管理部门通报。

七、职业健康监护的工作流程

1. 职业健康检查的委托与受理

用人单位向职业健康检查机构提出职业健康检查需求或意向，并提供用人单位基本情况等相关资料，职业健康检查机构审核决定是否接受委托意向。如果不接受，应告知委托方原因或要求补充材料；如果接受职业健康检查委托，则应根据需求及实际情况进行必要的现场调查，双方充分协商后制定相应的工作方案及签订职业健康检查协议。

2. 实施职业健康检查

职业健康检查机构依照国家法律、法规、标准以及本机构质量管理体系和双方协议要求，组织专业技术人员对劳动者实施职业健康检查。

3. 汇总、分析检查结果，编制结果报告

收录检查结果后，由主检医师对其进行汇总和分析，编制职业健康检查结果报告（包括个体结论报告和总结报告）、健康监护评价报告（需要时）。检查时发现与目标疾病相关的单项或多项异常，需要复查确定者，应明确复查的内容和时间，待收齐受检者复查结果后，编制最终的个体结论报告和总结报告。

4. 职业卫生信息报告

职业健康检查机构在规定和约定的时限内向有关单位报告职业卫生信息，包括职业病危害因素监测信息网络直报、目标疾病报告等。

5. 结果报告移交

职业健康检查机构应当在体检结束之日起 30 个工作日内通过邮递、派车送达、通知用人单位上门领取等方式将职业健康检查结果报告移交给用人单位。

6. 整理职业健康监护档案

职业健康检查工作结束后，由专人及时整理用人单位的职业健康监护档案资料，归档保存。保存时间应当自最后一次职业健康检查结束之日起不少于 15 年。

职业健康监护工作流程如图 4-1 所示。

八、职业健康检查机构和用人单位职责

1. 职业健康检查机构的职责

《中华人民共和国职业病防治法》（以下简称《职业病防治法》）第三十五条规定：职业健康检查应当由取得《医疗机构执业许可证》的医疗卫生机构承担。根据《职业健康检查管理办法》〔国家卫生健康委员会（2019 年）2 号〕第七条的规定，职业健康检查机构具有以下职责：

（1）在备案开展的职业健康检查类别和项目范围内，依法开展职业健康检查工作，并出具职业健康检查报告；

（2）履行疑似职业病的告知和报告义务；

（3）报告职业健康检查信息；

（4）定期向卫生健康主管部门报告职业健康检查工作情况，包括外出职业健康检查工作情况；

（5）开展职业病防治知识宣传教育；

（6）承担卫生健康主管部门交办的其他工作。

2. 用人单位的职责

用人单位是职业病防治工作的责任主体，根据现行《用人单位职业健康监护监督管理办法》（国家安全生产监督管理总局令第 49 号）规定，用

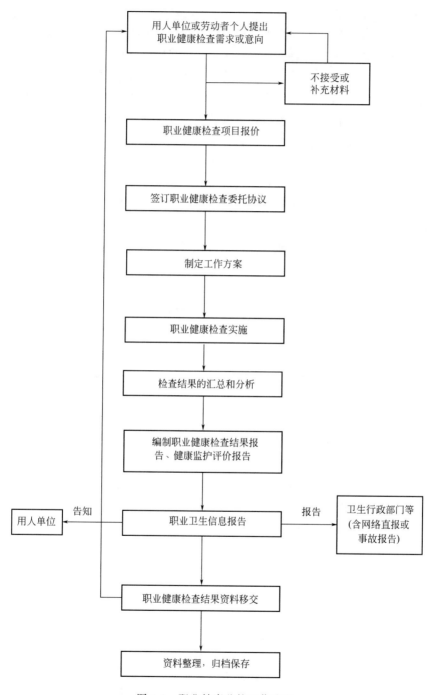

图 4-1 职业健康监护工作流程

人单位具有以下职责：

（1）用人单位是职业健康监护工作的责任主体，其主要负责人对本单位职业健康监护工作全面负责。用人单位应当依照《用人单位职业健康监护监督管理办法》以及《职业健康监护技术规范》（GBZ 188）、《放射工作人员职业健康监护技术规范》（GBZ 235）等国家职业卫生标准的要求，制定、落实本单位职业健康检查年度计划，并保证所需要的专项经费。

（2）用人单位应当组织劳动者进行职业健康检查，并承担职业健康检查费用。劳动者接受职业健康检查应当视同正常出勤。

（3）用人单位应当选择由省级以上人民政府卫生行政部门批准的医疗卫生机构承担职业健康检查工作，并确保参加职业健康检查的劳动者身份的真实性。

（4）用人单位在委托职业健康检查机构对从事接触职业病危害作业的劳动者进行职业健康检查时，应当如实提供下列文件、资料：

① 用人单位的基本情况。

② 工作场所职业病危害因素种类及其接触人员名册。

③ 职业病危害因素定期检测、评价结果。

（5）用人单位应当对下列劳动者进行上岗前的职业健康检查：

① 拟从事接触职业病危害作业的新录用劳动者，包括转岗到该作业岗位的劳动者；

② 拟从事有特殊健康要求作业的劳动者。

（6）用人单位不得安排未经上岗前职业健康检查的劳动者从事接触职业病危害的作业，不得安排有职业禁忌的劳动者从事其所禁忌的作业。用人单位不得安排未成年工从事接触职业病危害的作业，不得安排孕期、哺乳期的女职工从事对本人和胎儿、婴儿有危害的作业。

（7）用人单位应当根据劳动者所接触的职业病危害因素，定期安排劳动者进行在岗期间的职业健康检查。对在岗期间的职业健康检查，用人单位应当按照《职业健康监护技术规范》（GBZ 188）等国家职业卫生标准的规定和要求，确定接触职业病危害的劳动者的检查项目和检查周期。需要复查的，应当根据复查要求增加相应的检查项目。

（8）出现下列情况之一的，用人单位应当立即组织有关劳动者进行应急职业健康检查：

① 接触职业病危害因素的劳动者在作业过程中出现与所接触职业病危害因素相关的不适症状的。

② 劳动者受到急性职业中毒危害或者出现职业中毒症状的。

（9）对准备脱离所从事的职业病危害作业或者岗位的劳动者，用人单位应当在劳动者离岗前 30 日内组织劳动者进行离岗时的职业健康检查。劳动者离岗前 90 日内的在岗期间的职业健康检查可以视为离岗时的职业健康检查。用人单位对未进行离岗时职业健康检查的劳动者，不得解除或者终止与其订立的劳动合同。

（10）用人单位应当及时将职业健康检查结果及职业健康检查机构的建议以书面形式如实告知劳动者。

（11）用人单位应当根据职业健康检查报告，采取下列措施：

① 对有职业禁忌的劳动者，调离或者暂时脱离原工作岗位。

② 对健康损害可能与所从事的职业相关的劳动者，进行妥善安置。

③ 对需要复查的劳动者，按照职业健康检查机构要求的时间安排复查和医学观察。

④ 对疑似职业病病人，按照职业健康检查机构的建议安排其进行医学观察或者职业病诊断。

⑤ 对存在职业病危害的岗位，立即改善劳动条件，完善职业病防护设施，为劳动者配备符合国家标准的职业病危害防护用品。

（12）职业健康监护中出现新发生职业病（职业中毒）或者两例以上疑似职业病（职业中毒）的，用人单位应当及时向所在地安全生产监督管理部门报告。

（13）用人单位应当为劳动者个人建立职业健康监护档案，并按照有关规定妥善保存。职业健康监护档案包括下列内容：

① 劳动者姓名、性别、年龄、籍贯、婚姻、文化程度、嗜好等情况。

② 劳动者职业史、既往病史和职业病危害接触史。

③ 历次职业健康检查结果及处理情况。

④ 职业病诊疗资料。

⑤ 需要存入职业健康监护档案的其他有关资料。

（14）安全生产行政执法人员、劳动者或者其近亲属、劳动者委托的代理人有权查阅、复印劳动者的职业健康监护档案。劳动者离开用人单位时，有权索取本人职业健康监护档案复印件，用人单位应当如实、无偿提供，并在所提供的复印件上签章。

（15）用人单位发生分立、合并、解散、破产等情形时，应当对劳动者进行职业健康检查，并依照国家有关规定妥善安置职业病病人；其职业健康监护档案应当依照国家有关规定实施移交保管。

第二节　正己烷作业人群职业健康检查

一、上岗前职业健康检查

（一）目标疾病

职业禁忌证：多发性周围神经病。

多发性周围神经病旧称末梢性神经炎，是肢体远端的多发性神经损害，主要表现为四肢末端对称性的感觉、运动和自主神经障碍。根据病因的不同，病程可有急性、亚急性、慢性、复发性等。可发生于任何年龄。多数病人呈数周至数月的进展病程，进展时由肢体远端向近端发展，缓解时由近端向远端发展。

诊断多发性周围神经病的依据是以四肢远端为重的双侧对称性感觉异常或感觉障碍、下运动神经元性运动障碍以及神经-肌电图出现神经源性损害改变等表现。其诊断分级以不同程度周围神经损害划分。

（二）检查内容

1. 劳动者个人基本信息资料

（1）个人资料：包括姓名、性别、出生年月、出生地、身份证号码、婚姻状况、教育程度、家庭（通讯）住址、现工作单位、联系电话等信息。

（2）职业史：包括工作起止时间、工作单位、车间（部门）、班组、工种、接触职业病危害（危害因素的名称，接触两种以上应具体逐一填写）、接触时间、防护措施等。

（3）个人生活史：包括吸烟史、饮酒史、女工月经与生育史。

（4）既往史：包括既往预防接种及传染病史、药物及其他过敏史、过去的健康状况及患病史、是否做过手术及输血史、患职业病及外伤史等。

（5）家族史：主要包括父母、兄弟、姐妹及子女的健康状况，是否患结核、肝炎等传染病；是否患遗传性疾病，如血友病等。

2. 一般医学生理指标的检测

包括血压、心率、呼吸频率、身高、体重测量和营养状况观测。

3. 症状询问

重点询问周围神经病、糖尿病病史及相关症状。

4. 体格检查

（1）内科常规检查

① 皮肤黏膜、浅表淋巴结、甲状腺常规检查，包括：

• 皮肤、口腔黏膜的颜色，有无金属沉着线、糜烂等，眼结膜有无充血、球结膜黄疸（染）；

• 淋巴结：头颈部和腋窝淋巴结是否有肿大、压痛及其活动度；

• 甲状腺：大小及有无结节和包块，如有肿大，还应检查有无血管杂音。

② 呼吸系统检查：胸廓外形、胸部叩诊和听诊。

③ 心血管系统检查：心脏的大小、心尖搏动、心率、心律、各瓣膜区心音及杂音、心包摩擦音。

④ 消化系统检查：腹部外形、肠蠕动、肝脾大小和硬度。

（2）神经系统常规检查及肌力、共济运动检查

① 神经系统常规检查：意识、精神状况，腱反射、浅感觉、深感觉。

② 肌力：根据触摸肌肉的硬度及伸屈其肢体时感知肌肉对被动伸屈的阻力作判断。在被检者肌肉完全放松情况下进行检查，必要时重复检查，肌张力增高时表现为肌肉坚实感，屈或伸肢体时阻力增加，可呈痉挛状态或铅管样强直；肌张力降低时，肌肉松软，伸屈肢体时阻力低，关节运动范围扩大。

③ 共济运动检查：首先了解被检者日常活动的随意动作有无协调障碍，如书写、系扣、进食等，并仔细观察有无动作性震颤和语言顿挫等，之后可进行如下试验：指鼻试验、跟-膝-胫试验、闭目难立征试验。

检查时应睁、闭眼各作一次。睁闭眼均有共济失调表现，肌张力降低，为小脑性共济失调；睁眼视力代偿后，共济失调不明显，为感觉性共

济失调。

5. 实验室和其他检查

（1）必检项目：血常规、尿常规、心电图、血清 ALT、血糖。

用于了解血液系统、肾脏、心脏和肝脏的情况，鉴别糖尿病。

（2）选检项目：神经-肌电图。

用于判断受检者是否存在周围神经损害及程度；神经传导速度减慢提示有周围神经损害，其程度与周围神经损害症状体征的严重程度平行。

二、在岗期间职业健康检查

（一）目标疾病

（1）职业病。职业性慢性正己烷中毒（见 GBZ 84）。

正己烷作业劳动者较长时间（至少接触 3 个月以上，部分患者接触较高浓度可 1～3 个月发病）接触正己烷后，出现以多发性周围神经损害为主的临床表现（如肢体远端麻木、疼痛，下肢沉重感，可伴有手足发凉多汗、食欲减退、体重减轻、头昏、头痛等），即职业性慢性正己烷中毒。职业性慢性正己烷中毒是我国法定职业病，有轻度、中度、重度 3 个诊断分级。

（2）职业禁忌证。多发性周围神经病。

（二）检查内容

（1）劳动者个人基本信息资料。

（2）一般医学生理指标的检测。

（3）症状询问：重点询问周围神经损害的相关症状，如肢体远端麻木、疼痛、乏力等。

（4）体格检查

① 内科常规检查。

② 神经系统常规检查及肌力、共济运动检查。

（5）实验室和其他检查

① 必检项目：血常规、尿常规、心电图、血糖。

② 选检项目：神经-肌电图、尿中 2,5-己二酮。

尿中 2,5-己二酮是正己烷的最终代谢产物，是一种 γ-酮类化合物，在体内代谢后经尿排出，具有很强的神经毒性，可作为职业接触正己烷的良好的生物标志物。尿 2,5-己二酮升高表示劳动者近期有接触正己烷。

（三）健康检查周期

1 年。

（四）临床诊断标准

1. 轻度中毒

长期接触正己烷后，出现肢体远端麻木、疼痛，下肢沉重感，可伴有手足发凉多汗、食欲减退、体重减轻、头昏、头痛等，并具有以下一项者：

（1）肢体远端出现对称性分布的痛觉、触觉或振动觉障碍，同时伴有跟腱反射减弱；

（2）下肢肌力 4 级；

（3）神经-肌电图显示轻度周围神经损害（见 GBZ/T 247）。

2. 中度中毒

在轻度中毒的基础上，具有以下一项者：

（1）跟腱反射消失；

（2）下肢肌力 3 级；

（3）神经-肌电图显示周围神经损害明显（见 GBZ/T 247），可有较多的自发性失神经电位。

3. 重度中毒

在中度中毒基础上，具有以下一项者：

（1）下肢肌力 2 级或以下；

（2）四肢远端肌肉明显萎缩，并影响运动功能；

（3）神经-肌电图显示周围神经损害严重（见 GBZ/T 247）。

三、离岗时职业健康检查

1. 目标疾病

职业病：职业性慢性正己烷中毒。

2. 检查内容

同在岗期间职业健康检查。

第三节　正己烷作业职业健康监护档案管理

职业健康监护档案是健康监护全过程的客观记录资料，是系统地观察正己烷作业劳动者健康状况的变化，评价个体和群体健康损害的依据，其特征是资料的完整性、连续性。

一、劳动者职业健康监护档案

劳动者职业健康监护档案内容包括：
（1）劳动者职业史、既往史和职业病危害接触史。
（2）职业健康检查结果及处理情况。
（3）职业病诊疗等健康资料。

二、用人单位职业健康监护档案

用人单位职业健康监护管理档案内容包括：
（1）用人单位职业卫生管理组织、职责。
（2）职业健康监护制度和年度职业健康监护计划。
（3）历次职业健康检查的文书，包括委托协议书、职业健康检查机构的健康检查总结报告和评价报告。
（4）工作场所正己烷监测结果。

（5）职业病诊断证明书和职业病报告卡。

（6）用人单位对职业性慢性正己烷中毒患者、患有职业禁忌证者和已出现职业相关健康损害劳动者的处理和安置记录。

（7）用人单位在职业健康监护中提供的其他资料和职业健康检查机构记录整理的相关资料。

（8）卫生行政部门要求的其他资料。

三、职业健康监护管理档案的管理

用人单位应当建立劳动者职业健康监护档案和用人单位职业健康监护管理档案，应由专人严格管理，并按规定妥善保存。劳动者或劳动者委托代理人有权查阅、复印劳动者个人的职业健康监护档案，用人单位不得拒绝或者提供虚假档案材料。劳动者离开用人单位时，有权索取本人职业健康监护档案复印件，用人单位应当如实、无偿提供，并在所提供的复印件上签章。

职业健康监护档案应由专人管理，管理人员应保证档案只能用于保护劳动者健康的目的，并保证档案的保密性。

第四节 案例分析

一、未组织员工进行职业健康检查的企业受重罚

Z省××鞋业公司是一家具有一定规模的运动鞋生产企业，年产运动鞋500万双，全厂员工2400人，以外来青年女工为主（占70%）。2012年，Z省妇联收到一封来自湖南的匿名举报信，说该××鞋业公司有10多名刷胶工人经常感到头晕、头痛，下肢疼痛、麻木，但公司从未组织过体检。妇联权益保障部立即向Z省卫计委反映情况，随后省卫计委在第一时间与省人社厅、省总工会、省安监局组成联合调查组进驻××鞋业公司进行调查。

调查发现，该公司有约300名刷胶工，外来女工约占80%。刷胶工作以手工作业为主，是用刷子将胶刷在鞋帮上，待有机溶剂挥发后，与鞋

底黏合。刷胶操作间面积约 80m²，高约 3m，东墙有一扇门、一扇窗户。操作间内中间设置 10 台相连刷胶操作台，操作台上方安装了 1 个简陋的排气设施。刷胶工操作时并未佩戴含活性炭防护口罩，佩戴的是一般的白纱布口罩。该公司从未组织员工进行任何职业健康检查，也未组织员工职业卫生知识培训。虽然公司负责人按时参加了市安全生产监督部门组织的职业病防治法律、法规培训暨专项整治动员会议，但迟迟未有整治的实际行动。

《职业病防治法》第三十五条规定：对从事接触职业病危害的作业的劳动者，用人单位应当按照国务院安全生产监督管理部门、卫生行政部门的规定组织上岗前、在岗期间和离岗时的职业健康检查，并将检查结果书面告知劳动者。职业健康检查费用由用人单位承担。用人单位不得安排未经上岗前职业健康检查的劳动者从事接触职业病危害的作业。调查组认为，当事人的上述违法行为，反映了其职业卫生法律意识的淡薄和对职业病防治工作的漠视。

《职业病防治法》第七十一条明确了对公司上述违法行为的法律责任：未按照规定组织职业健康检查、建立职业健康监护档案或者未将检查结果书面告知劳动者的用人单位，由安全生产监督管理部门责令限期改正，给予警告，可以并处五万元以上十万元以下的罚款。据此，省安监局对该公司给予警告，处六万元罚款，并责令其一个月内组织员工到相关机构进行职业健康检查。

按照中央编办《关于职业卫生监管部门职责分工的通知》（中央编办发［2010］104 号）精神，安监部门应加大对此类企业的监管力度。卫生行政部门要进一步加强技术指导，共同督促和协助企业做好职业病防治工作，科学控制职业危害，避免职业病的发生。企业要加强职业卫生知识学习，增强法制意识，提高职业病防治水平，自觉依法落实相关措施，提供安全作业环境和劳动条件，按照法律规定组织员工职业健康检查，切实保障工人身体健康。

二、未按照职业健康检查要求进行体检导致员工罢工维权案

Y 市某电子厂长期以来组织工人在医院进行普通体检，结果都"正常"。杨先生在该工厂从事擦拭工已有 4 年工龄，他所在的印刷电路板组装件的清洗工艺频繁使用白电油（含正己烷）。他说工厂每年都安排员工

进行身体检查，结果均为"正常"。杨先生近来有下肢沉重感，出现手足发凉多汗、食欲减退、头昏、头痛等症状，因此对这样的体检结果产生怀疑。于是他在 2009 年 2 月 3 日到了省职业病防治院自费进行职业健康检查，被判定为疑似职业性慢性正己烷轻度中毒。面对这样的结果，他感到十分震惊和愤怒，觉得工厂以前的检查都是骗局。消息传开后，该厂 58 名员工自发来到省职业病防治院进行职业健康检查，又有 12 人被判定为疑似职业病。为进一步申请职业病诊断，员工与厂方发生激烈争执。3 月 15 日至 17 日一连三天，近 300 名工人因拒绝返回工作岗位而与厂方对峙，200 多名工人集体到市政府上访，在政府广场静坐 3 天，手举血字条幅宣泄不满，当地出动几百名警察控制现场。该事件引起了当地政府、卫生与劳动部门的高度重视，在各个部门的努力协调下，该厂将接触正己烷的员工 360 人送往 Y 市职业病防治机构进行职业健康检查，36 人被判定为疑似职业性慢性正己烷轻度中毒，4 人被判定为疑似职业性慢性正己烷中度中毒，已确诊职业病 23 例，确诊职业病人全部被收入医院治疗。

普通健康检查是在身体尚无明显病痛出现前，对全身各重要器官做筛检，以了解目前身体健康状况的一种检查。进行普通健康检查的主要目的是：

（1）早期发现潜在的致病因子，及时予以矫正治疗。

（2）观察身体各项功能反应，适时予以改善。

（3）加深对自我身体机能的了解，改变不良生活习惯，避免危险因子的产生，以期保持健康。

职业健康检查是指通过医学手段和方法，针对劳动者所接触的职业病危害因素可能产生的健康影响和健康损害进行临床医学检查，了解受检者健康状况，早期发现职业病、职业禁忌证和可能的其他疾病和健康损害的医疗行为。进行职业健康检查的主要目的：

（1）早期发现职业病、职业健康损害和职业禁忌证。

（2）跟踪观察职业病及职业健康损害的发生、发展规律及分布情况。

（3）评价职业健康损害与作业环境中职业病危害因素的关系及危害程度。

（4）识别新的职业病危害因素和高危人群。

（5）进行目标干预，包括改善作业环境条件，改革生产工艺，采用有效的防护设施和个人防护用品，对职业病患者及疑似职业病和有职业禁忌人员的处理与安置等。

（6）评价预防和干预措施的效果。

（7）为制定或修订卫生政策和职业病防治对策服务。

由此可见，职业健康检查和普通健康检查的定义和目的有很大区别，绝对不可混淆。企业及普通体检机构不了解职业健康检查与普通体检的区别，检查时仅做几项血、尿实验室检查，未按 GBZ 188 的要求进行正己烷作业人群职业健康监护相关项目的检查，致使未能及早发现、诊断和治疗正己烷中毒病人。

三、职业健康检查助力四例正己烷中毒诊断

2016 年 12 月，A 市职业病防治院对××电子厂的 30 名从事正己烷作业的员工进行了职业健康检查。体检过程中，该医院发现 4 名员工出现了主要以周围神经损害为主的症状。4 人均为女性，年龄分别为 18 岁、19 岁、20 岁、32 岁，均为该厂洗洁员，使用清洗剂主要成分为正己烷、异丙醇、丙酮等。工位空气浓度监测显示正己烷短时间接触浓度为 747.2mg/m³，防护措施为橡胶手套和口罩。作业工龄分别为 3 个月、8 个月、8 个月、10 个月，每日工作 12h。既往体健。作业工龄 3 个月的员工症状较轻，3 例作业工龄 8～10 个月的员工症状较重。4 名员工的初始症状均为四肢遇冷麻木、乏力，随后症状逐渐加重，表现为不同程度的感觉、运动障碍，均有不同程度的蚁走感、触电感、针刺感和肌肉痛，并有不同程度地食欲减退和体重减轻。双上肢握力不同程度地减退，持重物不稳 1 例，不能持筷 1 例，不能持物 1 例。头痛 2 例，失眠多梦 3 例，手足厚重感 3 例，咽干 1 例，鼻出血 1 例，手足发凉、多汗 2 例。不能独立下蹲和站起 3 例，步态不稳 1 例，不能独立行走 2 例。主检医师建议 4 名员工到防治院复查神经系统检查及神经-肌电图检查，以便明确有无目标疾病。

复查神经系统检查结果显示：4 人高级神经活动正常，颅神经检查正常。1 例生理反射（肱二头肌反射、肱三头肌反射、桡骨骨膜反射、膝腱反射、跟腱反射）均可引出，3 例生理反射均未引出。病理反射均未引出。运动功能及感觉功能检查结果如表 4-1。

表 4-1　4 名正己烷作业员工运动功能及感觉功能检查结果

序号	运动功能检查	感觉功能检查
1	随意运动正常。四肢肌力Ⅴ级,肌张力正常;无肌肉萎缩及压痛;双手握力均为 21kg	双腕关节下 1cm 处以下及双踝关节下呈手套、袜套样感觉减退;深感觉正常
2	姿态不稳,不能独立下蹲和站起,双手五指不能展开,握拳无力,不能做精细动作;双手背屈无力,双掌间轻度肌萎缩;双垂足,双脚拇趾不能背屈,四肢肌力Ⅳ级;肌张力减退;腓肠肌压痛	双腕关节以下及双膝关节上 5cm 处以下呈手套、袜套样感觉减退;深感觉正常
3	能独立走路、下蹲和站起,双手五指不能展开,不能握拳及做精细动作;双垂腕,双掌间肌、股四头肌萎缩;双垂足,双脚拇趾不能背屈,双上肌力Ⅲ级,右下肌力Ⅲ级,左下肌力Ⅱ级;肌张力减退;腓肠肌压痛	双腕关节下 2cm 处以下及双踝关节下 5cm 处以下呈手套、袜套样感觉减退;深感觉正常
4	不能独立行走、下蹲和站起,双手五指不能展开,不能握拳及做精细动作;双垂腕,双掌间肌、大小鱼际、股四头肌萎缩;双垂足,双脚拇趾不能背屈,双上肢肌力Ⅲ级;双下肢肌力Ⅱ级;肌张力减退;腓肠肌压痛	双腕关节以下及双踝关节下 2cm 处以下呈手套、袜套样感觉减退;深感觉正常

复查神经-肌电图结果均为神经源性损害。

根据以上复查结果,主检医师为 4 名员工出具了疑似职业性慢性正己烷中毒的结论。后 4 名员工在防治院申请职业病诊断,根据 GBZ 84《职业性慢性正己烷中毒诊断标准》,1 例诊断为职业性慢性中度正己烷中毒,3 例诊断为职业性慢性重度正己烷中毒。

经过 8 个月的治疗,其中 1 例患者自觉症状消失,肌电图检查显示,双胫运动神经传导速度减慢,双腓肠肌感觉神经传导速度减慢,其余均在正常范同。2 例患者随意运动基本正常,肌力、肌张力恢复正常。除跟腱反射外,生理反射均可引出;感觉减退范围明显缩小,双上肢均在第 2 指关节以下,下肢均在踝关节下 10cm 以下。症状最重的 1 例能独立行走,但不稳,双下肢肌力恢复为Ⅴ级,双垂足,仅能引出肱二头肌反射。目前,患者仍在康复治疗阶段。

四、正己烷作业人群健康检查结果分析

某市 4 家使用正己烷重点企业接触者 179 人(男 169 人、女 10 人)和对照组 208 人(男 184 人、女 24 人)作健康检查,包括自觉症状、内科、五官、神经、皮肤、X 射线胸透、丙氨酸转氨酶、血常规和尿常规等;检查工龄较长的接触者肌电图 28 人;测定接触者 162 人和对照组 54

人的尿 2,5-己二酮浓度。这 4 家重点企业空气正己烷 3 年平均浓度分别为 192.1mg/m³、175.3mg/m³、142.8mg/m³、137.1mg/m³；每班平均浓度分别为 124.0mg/m³、131.8mg/m³、98.0mg/m³、91.4mg/m³；连续 4h 个体接触平均浓度分别为 187.3mg/m³、149.3mg/m³、86.0mg/m³、71.9mg/m³。其他化学性有害因素均未超过国家卫生标准。

将每班和个体接触平均浓度＞100mg/m³ 的 A 和 B 厂接触者 119 人作为高浓度组（工龄 0.17～12 年、平均 4.22 年），＜100mg/m³ 的 C 厂和 D 厂 60 人为低浓度组（工龄 0.17～7 年、平均 2.38 年）。高浓度组手指震颤（13.45%）、肌腱反射亢进（15.97%）、肌腱反射减弱（15.13%）、眼结膜充血（14.28%）的检出率高于对照组（分别为 6.25%、4.33%、5.77%）（$P<0.01$），且前两项比低浓度组高（分别为 3.33%、3.33%），差异均有显著性（$P<0.05$）；低浓度组与对照组间差异无显著性。其他各项检查结果各组比较无差异。

高、低浓度组各选 14 人共 28 名接触者做肌电图检查，高浓度组 B 厂轻微周围神经损害 2 人，但未发现周围神经损害的症状和体征。

高浓度组 104 人尿 2,5-己二酮浓度均值为（2.05±3.18)mg/L，高于低浓度组 58 人的（1.29±2.51)mg/L 和对照组 54 人的（0.32±0.27)mg/L，高浓度组和低浓度组尿 2,5-己二酮浓度均值与对照组相比，差异均有显著性（$P<0.01$）。高浓度组有 14 人（13.46%）尿 2,5-己二酮浓度＞5mg/L，低浓度组有 5 人（8.26%），与对照组（0 人，0%）相比，差异均有显著性（$P<0.01$）。

健康检查结果显示高浓度组手指震颤、肌腱反射亢进、肌腱反射减弱和眼结膜充血的检出率均比对照组高，且前两项比低浓度组高，差异均有显著性；高浓度组 A 厂神经-肌电图 2 名接触者有轻微周围神经损害，提示潜伏着周围神经损害的危险性。低浓度组各项检查结果与对照组比差异无显著性，说明在该组接触浓度下，正己烷对工人健康尚未产生不良影响。尿 2,5-己二酮结果显示接触者对毒物的吸收，与报道一致。

某市某制鞋厂接触正己烷作业的 105 名工人，其中男性 73 名，女性 32 名，年龄 18～49 岁；接触正己烷作业工龄最短 2 个月，最长 10 年，对其职业健康检查结果进行分析。检查项目包括：内科常规检查、神经内科检查、血常规、尿常规、肝功能、肾功能、神经-肌电图、胸部正位像、心电图及肝脾 B 超。同时依照国家标准，对该制鞋厂进行现场调查和职业危害卫生学评价。

105 名正己烷接触者中，所检项目出现异常者 69 例，异常检出率为 65.7%。其中自觉乏力、下肢沉重、双手或四肢麻痹、周身不适者 36 例，占 34.3%；神经内科检查出现肌力减退，感觉减退，双膝、跟腱反射消失、减弱或反射增强等异常者 27 例，占 25.7%；肌电图检查出现神经源性损害或疑似损害者 44 例，占 41.9%；心电图异常检出率为 22.5%（23/102），肝功能异常检出率为 15.5%（16/103）；血常规、尿常规及肾功能异常的检出率分别为 13.6%（14/103），12.6%（13/103）和 5.8%（6/103）。

作业环境监测：该制鞋厂主要原材料有人造皮革（鞋面、鞋帮用料）、橡胶鞋底、鞋跟及黏合用胶；生产环境污染主要为生产用胶及各种溶剂的挥发性空气污染。检测结果显示，制作鞋帮车间使用的黏合胶中含有正己烷、苯和甲苯，上述发病者均为制作鞋帮车间工人，每周工作 7d，每天工作 12～14h，其中刷胶作业 3～4h。车间空气中正己烷浓度（STEL）为 227.5～556.8mg/m³，超过国家标准最高容许浓度（180mg/m³）0.3～2.1 倍；空气中苯浓度为 2.3～5.2mg/m³（国家标准为不超过 10mg/m³）；空气中甲苯浓度为 29.2～97.8mg/m³（国家标准为不超过 100mg/m³）。监测表明，其作业场所空气中正己烷浓度超过国家卫生标准，其主要职业病危害因素为正己烷。

该制鞋企业主要职业危害因素为制帮作业车间空气中正己烷超标，并已引起作业工人健康损害。建议企业生产必须严格执行《职业病防治法》，建立健全职业卫生管理制度和操作规程，消除或降低职业病危害因素。卫生监督部门应加强法律、法规宣传和执法力度，为职业卫生工作提供强有力的法律保证。

某制鞋厂接触正己烷的 206 名工人为接触组，年龄 18～47 岁，平均 30.0 岁；工龄 0.5～22 年，平均 6.7 年。接触组中，上帮车间 137 人，该车间正己烷时间加权平均浓度（TWA）范围为 29.42～1201.00mg/m³，苯、甲苯、二甲苯均未检出；下帮车间 79 人，该车间正己烷 TWA 范围为 3.02～9.42mg/m³，苯、二甲苯均未检出，甲苯浓度范围为 2.28～9.05mg/m³。另选不接触任何有毒有害的 128 名工人为对照组，年龄 18～50 岁，平均 29.9 岁；工龄 1～25 年，平均 6.9 年。经统计学检验，两组年龄、工龄差异无显著性（$P > 0.05$）。由专业机构对 206 名接触正己烷的工人和 128 名对照组进行问卷、内科体检和神经传导速度及尿中 2,5-己二酮、血清神经特异性烯化酶（NSE）水平测定。

自觉症状方面，上帮车间工人自觉头晕（5.1%）、乏力（19.7%）、肢体麻木（32.8%）、行走不便（18.2%）、上楼梯困难（12.4%）、下蹲起立困难（10.9%），高于下帮车间工人自觉头晕（0.0%）、乏力（2.5%）、肢体麻木（3.8%）、行走不便（0.0%）、上楼梯困难（0.0%）、下蹲起立困难（0.0%），高于对照组自觉头晕（2.3%）、乏力（3.4%）、肢体麻木（0.8%）、行走不便（0.0%）、上楼梯困难（0.0%）、下蹲起立困难（0.0%），除"乏力"外，上帮车间工人其他自觉症状检出率与对照组相比，差异均有显著性（$P < 0.01$），而下帮车间与对照组的差异无显著性（$P > 0.05$）。

体征阳性结果方面，上帮车间工人检出下肢无力（8.8%）、肌肉萎缩（4.4%）、跨越步态（5.1%）、肌力下降（19.0%）、浅感觉减退（21.9%）、腱反射减退（19.7%），下帮车间工人和对照组均未检出以上阳性体征。上帮车间工人阳性体征检出率与对照组相比，差异均有显著性（$P < 0.01$）。

对上帮车间组 31 名神经系统检查阳性的工人测定正中、尺、胫、腓总神经等 248 根 MCV、波幅、远端潜伏期；正中、尺、腓肠神经等 186 根 SCV。所检 248 根 MCV 中有 172 根（69.4%）传导速度减慢，62 根（25.0%）波幅下降，32 根（12.9%）远端潜伏期延长；所检 186 根 SCV 中有 141 根（75.8%）传导速度减慢。

对 31 名正己烷接触者进行班后尿 2,5-己二酮测定，结果 2,5-己二酮含量为 0.2～11.8mg/g Cr，对照组均未检出。

对正己烷接触者血清中的 NES 水平进行测定，采集 31 例血清样本，血清 NES 水平 $> 15\mu g/L$ 的占 22.6%。血清 NSE 水平用于判断正己烷神经毒性效应及程度，中枢神经细胞的损害程度与血清 NSE 水平增高有密切相关，并且血清 NSE 水平随着中枢神经系统损害程度加重而增高。

工作场所接触高浓度正己烷对工人的神经系统、神经传导速度、2,5-己二酮以及血清 NSE 水平均有影响。而工作场所符合国家正己烷职业接触限值时，对工人仍可认为是比较安全的。

第五节　正己烷作业人群职业健康监护技术的优化建议

做好正己烷作业人员的职业健康监护工作，早期发现职业性慢性正己烷中毒患者、职业健康损害和职业禁忌证，给予及时处理与安置，对做好职业性慢性正己烷中毒的防治工作有重要意义。目前正己烷作业人群职业健康监护技术可进行合理优化，以提高可操作性和实用性。

一、正己烷作业人群职业健康监护规范现状

《职业健康监护技术规范》GBZ 188 规定了正己烷作业人群开展上岗前、在岗期间和离岗时 3 种类型职业健康检查的技术方案，包括目标疾病、健康检查内容和检查周期的内容。3 种技术方案类似，总结起来主要路径如下：首先，对受检者进行疾病史和症状询问，重点询问周围神经病、糖尿病病史及相关症状；其次，对受检者进行体格检查，包括内科常规检查、肌力检查和共济运动检查；再者，安排受检者进行相应实验室检查，必检项目有血常规、尿常规、心电图、血清丙氨酸氨基转移酶（ALT）和血糖，对主诉有周围神经损害症状者可安排进行神经-肌电图和尿 2,5-己二酮检查，目的是早期发现周围神经疾病或周围神经疾病早期出现的症状与体征。GBZ 188 中所列举的医学检查指标和方法，仅是针对各种职业病危害因素规定的最低职业健康检查标准。在开展职业健康监护工作过程中，在有充分理由的前提下，可以针对不同情况提出建议增加检查指标。《职业病防治法》第三十八条规定：用人单位不得安排未成年工从事接触职业病危害的作业；不得安排孕期、哺乳期的女职工从事对本人和胎儿、婴儿有危害的作业。但 GB Z188 中并没有针对未成年工和孕期、哺乳期的女职工的处置措施。同时，GBZ 188 中尿 2,5-己二酮属于生物接触标识物，缺乏生物效应标识物，不利于判断正己烷危害的严重程度。此外，整合 GBZ188 中的正己烷作业人群上岗前、在岗期间和离岗时 3 种类型职业健康检查的技术方案，亦有利于提高标准的可操作性和实用性。

二、正己烷作业人群职业健康监护技术优化指标的筛选

通过查阅文献，结合实际工作经验，我们筛选出以下优化指标：

1. 目标疾病

职业禁忌证新列入伴有周围神经损害表现的糖尿病和维生素 B 缺乏

症，列入未成年工和孕期、哺乳期女职工。

2. 症状询问

新列入针对急性中毒时的眼与呼吸道刺激及中枢神经系统麻醉症状进行询问，并注意询问一些常见的代谢性疾病，营养缺乏和药物、农药、重金属中毒等既往史、现病史和症状。

3. 实验室检查

新列入血清神经元特异性烯醇化酶（NSE），用于判断正己烷神经毒性效应及程度。

4. 健康检查周期

根据 GBZ 188 的说明，在岗期间职业健康检查周期应根据不同职业病危害因素的性质、工作场所有害因素的浓度或强度、目标疾病的潜伏期和防护措施等因素决定。考虑到正己烷的健康危害较为严重，建议将健康检查周期修改为：生产车间空气中正己烷水平超过国家职业卫生标准的半年 1 次；在国家职业卫生标准以内的 1 年 1 次。

三、正己烷作业人群职业健康监护技术的建议优化方案

将筛选的优化指标嵌入现有 GBZ 188—2014 中正己烷作业人群职业健康监护技术中，我们制定出一套完整的优化方案。以下方案中，我们已将正己烷作业人群上岗前、在岗期间、离岗时职业健康监护的技术方案整合。

（一）目标疾病

1. 职业病

职业性慢性正己烷中毒。

2. 职业禁忌证

（1）多发性周围神经病；
（2）伴有周围神经系统损害的糖尿病和维生素 B 缺乏症；

（3）未成年工；

（4）孕期和哺乳期女职工。

（二）检查内容

（1）劳动者个人基本信息资料。

（2）一般医学生理指标的检测。包括血压、心率、呼吸频率、身高、体重测量和营养状况观测（同 GBZ 188—2014）。

（3）症状询问。询问受检者年龄；女职工询问是否处于孕期或哺乳期；询问糖尿病、维生素 B 缺乏症和重金属、农药、药物中毒病史和症状；重点询问周围神经损害的相关临床症状；必要时，询问眼、呼吸道刺激、头晕、头痛、食欲不振等中枢神经系统损害的相关临床症状。

1. 体格检查

内科常规检查和神经系统常规检查。

2. 实验室和其他检查

（1）必检项目：血常规、尿常规、心电图、血清 ALT、血糖。

（2）选检项目：血清 NSE、尿 2,5-己二酮、神经-肌电图。

（三）健康检查周期

生产车间空气中正己烷水平超过国家职业卫生标准的半年 1 次；在国家职业卫生标准以内的 1 年 1 次。

备注：

（1）目标疾病中的职业禁忌证适用于上岗前、在岗期间职业健康检查，职业病适用于在岗期间、离岗时职业健康检查。

（2）健康检查周期只适用于在岗期间职业健康检查。

（3）选检项目说明：受检者体格检查有可疑的周围神经损害时选检神经-肌电图，同时检查血清 NSE。神经-肌电图出现异常时，应考虑受检者可能受到正己烷损害，建议其进行职业病诊断。受检者体格检查有可疑周围神经损害，但血清 NSE 和神经-肌电图均未见异常者，选检尿 2,5-己二酮，该项目异常者，应连续观察 3 个月后才能判断是否受正己烷影响。

四、关于优化方案的讨论

（一）优化指标筛选与应用

1. 基本情况和症状询问

本项职业健康监护工作的目的是及时发现职业禁忌证，发现正己烷接触所造成的周围神经损害表现。鉴于正己烷接触也可以出现亚急性中毒和急性中毒，急性正己烷中毒主要表现为中枢麻醉和对皮肤及黏膜的刺激作用。因此，在进行症状询问时，除了重点针对慢性正己烷中毒的周围神经损害特征进行询问外，也应该针对急性中毒时的眼与呼吸道刺激及中枢神经系统麻醉症状进行询问，特别是针对一些较短时间内接触正己烷就出现神经系统损害的受检者。由于代谢性疾病（如糖尿病）、营养缺乏（如维生素 B 缺乏症）、慢性炎症性病变和药物、农药、重金属中毒等均能引起多发性周围神经损害，在病史询问上要注意鉴别上述情况。同时，也应该体现《职业病防治法》对未成年工和孕妇、哺乳期妇女的特殊保障权。

2. 血清 NSE

NSE 是神经元损伤的敏感性和特异性生化标志物，其活力的改变与疾病的早期诊断、病情变化和临床预后密切相关，目前我国已经研制出NSE 的定量检测试剂盒，其操作性好，灵敏度高，便于推广。近年来，有学者将 NSE 作为生物效应标识物应用于百草枯中毒、急性有机磷农药中毒后中间综合征、一氧化碳中毒、慢性砷中毒和丙烯酰胺中毒等的研究中，认为其可用于上述中毒所致的神经损伤的早期诊断、损伤严重程度和预后判断。血清 NSE 可作为正己烷毒性效应标志。所以，体格检查中发现受检者有可疑周围神经损害时，选检 NSE 对判断周围神经损害及其严重程度有积极意义。

3. 神经-肌电图检查

慢性和亚急性正己烷中毒者，神经-肌电图检查均可出现异常，主要表现为神经传导速度减慢，其程度与周围神经损害症状体征的严重程度平行。对体格检查有可疑周围神经损害的受检者，除了进行 NSE 检查外，应同时进行神经传导速度检查，进一步明确周围神经损害的情况。当确定受检者神经传导速度检查出现异常时，应该考虑其可能受到正己烷损害，建议其到职业病诊断机构进行职业病诊断。

（二）实用意义

本优化方案基于循证医学的思路设计，同时根据对正己烷的健康危害的研究进展，将 GBZ 188 中的选检项目修改为经过有目的的不同层次的职业健康检查中出现异常的情况下，进行血清 NSE、神经-肌电图和尿 2,5-己二酮检查，使体格检查和实验室检查相辅相成，简单明确，目的性强，在早发现、早诊断、早治疗的角度上完善三级预防的防线。这种分层次、分级别的职业健康监护，能及时发现劳动者的职业健康损害，更好地保护劳动者的职业健康，提高其岗位适任性。同时，从成本效益的角度，该方案也有一定优势。在实际工作过程中，职业健康检查机构普遍反映现有 GBZ 188 中的必检项目心电图和血清 ALT 对于检出正己烷职业健康损害的实用意义不大，建议删除。考虑到有害化学因素职业健康监护普遍将上述两个项目列入必检项目，如果将其删除，可能导致不必要的纠纷，因此，在优化方案中仍然保留了这两个项目。

参考文献

[1] 中华人民共和国卫生和计划生育委员会. GBZ 188—2014 职业健康监护技术规范 [S]. 北京：中国标准出版社，2014.

[2] 中华人民共和国卫生和计划生育委员会. GBZ 84—2017 职业性慢性正己烷中毒的诊断 [S]. 北京：中国标准出版社，2017.

[3] 中华人民共和国卫生和计划生育委员会. GBZ/T 284—2016 正己烷职业危害防护导则 [S]. 北京：中国标准出版社，2016.

[4] 何家禧，黄先青，谢万力，等. 正己烷对作业工人健康的影响 [J]. 中国职业医学，2002，29（1）：32-34.

[5] 郭昕薇，赵万欣，马起腾，等. 正己烷接触作业工人健康体检结果分析 [J]. 中国公共卫生，2007，23（6）：665-665.

[6] 杨锦蓉，张幸，王菁，等. 接触正己烷致工人周围神经损害的研究

[J]. 中国职业医学，2007，34（6）：462-464.

[7] 陈嘉斌，黄汉林，李宏玲，等. 优化正己烷作业人群职业健康监护技术方案研究 [J]. 中国职业医学，2014，(5)：513-517. DOI：10.11763/j. issn. 2095-2619. 2014.05.006.

（冯文艇、何　坚）

第五章

职业健康教育与
健康促进

前几章详细阐述了正己烷职业接触的危害识别与风险评估、风险控制以及职业健康监护要点，随着医学模式的多元化转变和职业病防治工作要求的不断提高，职业健康教育与健康促进因其投入小、成效大的特点，逐渐成为职业病防治工作的重要组成部分。2016 年 12 月发布的《国家职业病防治规划（2016—2020 年）》强调要"开展宣传教育和健康促进"，要求督促用人单位重视工作场所的职业健康宣传教育工作，创新方式方法，开展健康促进试点，推动"健康企业"建设，营造有益于职业健康的环境。本章将结合职业健康促进工作实例，具体阐述正己烷职业健康教育与健康促进的重要意义、发展历程、内容与方法以及组织与评价。

第一节　职业健康教育与健康促进的意义

据 WHO 资料，世界上就业人口约占全球人口的 50%，而职业人群一生中 2/3 的时间都在从事各种职业活动，可见职业人群是人类社会最富生命力、创造力和生产力的宝贵资源，那么，职业健康教育与健康促进为什么会成为保障职业人群身心健康的重要手段呢？本节将从职业健康教育与健康促进的重要性、必要性以及预期目的三方面具体阐述。

一、重要性和必要性

职业人群作为人类社会最宝贵的社会资源，他们的文化技术素养、身心健康水平、社会适应能力都将直接影响人类社会进步和国民经济的发展，同时也影响着企业的生产效率和企业的生存与发展。

职业人群的年龄构成，一般是指 18～60 岁，这一年龄是人们在一生中从事生产活动和其他社会活动最为复杂、时间最长、范围最广、其精力也最旺盛的生命历程。职业人群要同时承担着生产劳动、家庭生活、社会活动等多方面的压力和负担。他们作为社会群体，面临与一般人群相同的公共卫生问题挑战；而作为某一特定职业的群体，又面临诸如化学性、物理性、生物性职业危害因素，以及职业性心理紧张等因素的威胁，可能会因为职业因素对健康的影响而丧失正常的劳动能力，甚至生活自理能力。正是由于职业人群面临双重的健康问题，因此有必要给予优先的医疗卫生照料，并实施健康促进计划。随着国家改革开放的逐步深入和用人制度的改革，以及企业规模的扩大和发展，企业劳动者的需求量在逐年增大，大量的农村劳动力进入企业。这些劳动者大多来自比较贫困的农村，文化知识水平普遍偏低，对所从事的工作及所接触的职业病危害因素缺乏必要的了解和认识，自我保护意识薄弱，没有足够的应急救援常识。因此对职业人群开展职业健康教育与健康促进活动，对促进国民健康水平的提高具有高度的重要性和必要性，极具现实意义。

工作场所为实现健康促进的目标提供了良好的环境，劳动者几乎每天都聚集在同一地点并度过至少 1/3 的白天时间，而且已存在良好的沟通渠道，因而易于组织有关活动；劳动者团结协作、相互影响的关系容易形成一致的行动，这是参加并坚持健康促进活动的强大促进因素；劳动力的相对稳定性（即绝大多数劳动者在同一企业中供职的时间较长），也使得他们能持续参与健康促进的活动而受益。

工作场所需要健康促进，是因为健康的劳动者和健康的工作环境是一个国家最有价值的财富，劳动力健康的损害会消耗国家巨大的费用，经济损失可达到国民生产总值的 10%～15%。因此，健康的劳动力对于地区、国家乃至全球的社会和经济的持续发展极为重要。因为，人类社会的一切物质财富和精神财富都是由职业人群创造的。如果职业人群健康素质低下，生产力水平则不能迅速提高，在国际竞争中就将总是处于劣势。这种"低素质-低生产力"的恶性循环会使某些国家总是处于落后状态。职业人群医疗费用急剧的上涨也同样影响着国民经济和企业经济效益的增长，据报道，20 世纪 50 年代初美国的卫生总费用只占国民生产总值的 4.4%，而在 80 年代中期则增至 10.7%。1981 年，企业对健康保险投资是 688 亿美元，而 1985 年则增至 1046 亿美元。1985 年，因感染呼吸道疾病及外伤等所造成的工时损失则高达 3.3 亿个工作日。过高的医疗费用开支和因病伤缺勤所造成的经济损失，同样制约着发展中国家的经济发展，要想打破这种恶性循环，必须依靠发展教育和科学技术，同时也要靠发展卫生事业，特别是开展健康教育和健康促进活动，促进职业人群提高健康素质，提高生产力水平。即使就某一具体的企业或雇主而言，对有职业病和工伤的劳动者所进行的治疗、康复和赔偿，其代价也极其昂贵，而减少这方面的开支以及生产力的改善所获得的回报更多。因此，职业人群健康教育是一项投入少、成效大的工作。

对用工企业而言，开展职业健康教育是其本职工作，又是企业的责任和义务。如果企业未建立职业卫生宣传教育制度，未对劳动者进行职业卫生教育，职业卫生知识将得不到普及，劳动者就会因无知而遭受职业危害。同时，劳动者大多处于婚育年龄，他们的身体健康遭受职业病危害后，还可能危害到后代的健康。另外，企业负责人和管理者如果对职业卫生知识了解和掌握甚少，将缺乏对劳动者的职业健康采取保护措施的意识和自觉性，也将是造成职业病危害严重的原因之一。因此，职业健康教育对于提高企业负责人、管理者以及劳动者的职业卫生知识水平，职业病防护意识和能力，预防和控制职业病危害的自觉性均具有十分重要的意义。

企业组织职业健康教育，一方面能保证劳动者职业健康安全，保持企业拥有充足的劳动力资源；另一方面又能保证企业生产活动的安全进行，创造更大的企业效益。此外，健康的劳动者和健康的工作环境还可美化企业的公共关系形象和提高其具有良好工作环境的声誉，使员工的招聘变得更容易。同时，通过职业健康教育可调动劳动者对职业病防治工作的积极性与主观能动性，让他们参与宣传教育并主动实施和规范自己的职业卫生习惯，这样不仅有利于保护他们免遭职业危害，而且对构建和谐社会、提高生活品质、提高生产力、促进企业经济发展均具有推动作用。此外，职业健康教育还可让劳动者了解和掌握职业病防治法律、法规、规章对劳动者实施保护的规定，掌握所从事职业的潜在危害和应实施的保护措施，提高认识防治和预防职业危害的意识和能力。只有这样，劳动者才具备行使保护自己合法权益的能力，从而，进一步促进了职业卫生工作的进行和发展，最终会达到《职业病防治法》的立法目的，并且体现立法的核心所在。

二、目标与功能

所谓教育目标，即指教育要达到的预期结果，反映教育的培养规格标准、努力方向和社会倾向性等方面的要求。结合教育活动目标的基本内涵，职业健康教育的目标在于使劳动者均接受职业健康的初级教育和继续教育，熟知和了解职业活动中健康知识和健康保护措施。

所谓教育功能，即指教育活动的功效和职能。就是"教育干什么"的问题，通常教育功能是指教育在与人及周围环境相互影响中所发挥的作用，往往指向教育活动已经产生或者将会产生的结果，尤其是指教育活动所引起的变化、产生的作用。

开展职业健康教育的功能，主要是指促进劳动者树立职业健康观念，增强自我保护意识。尤其重要的是劳动者上岗时必须与企业签订劳动合同，依法保护自己的权益。要学会和掌握职业病防控知识，督促企业改善环境和卫生条件。同时要了解所接触物质的毒性、危害和紧急处理方法，正确使用个人防护用品，接受职业病防治机构进行岗前、在岗和离岗体检，及时发现问题，并积极参加社会保险和医疗保险，保障自己的健康权益。若车间同工种劳动者同时出现系统的症状，要向卫生部门咨询，一旦患了职业病，要及时治疗，并通过正当的渠道获得赔偿。通过职业健康教育，让劳动者认识从业环境，了解职业危害程度，最终使他们能够判断从业的身体代价，起到有效预防职业病的作用，在从业过程中保护身体健康。

第二节　基本概念及发展历程

随着社会经济、科学技术的发展进步，人们的健康观念不断更新，对疾病防控的认识也不断提高，健康教育的内涵和外延都不断扩展，本节将从健康教育和健康促进基本概念的形成、演变过程以及与"三级预防"思想的关系具体阐述。

一、基本概念

（一）职业健康教育

1. 健康教育

通过信息传播和行为干预，帮助个人和群体掌握卫生保健知识，树立健康观念，自愿采纳有利于健康行为、生活方式的教育活动与过程。健康教育的核心是帮助人们建立健康行为和生活方式，健康教育与传统意义上的卫生宣传不能等同，两者既有区别又紧密联系。卫生宣传是卫生知识的单向传播，其受众比较泛化，缺乏针对性。与健康教育相比，卫生宣传侧重于改变人们的知识结构和态度，不着重信息的反馈和效果。健康教育是卫生宣传在功能上的拓展、内容上的深化，它的教育对象明确、针对性强、注重反馈信息，着眼于教育对象行为改变。然而，健康教育离不开卫生宣传，健康教育要实现特定健康行为目标，必须以卫生宣传作为重要手段。

2. 职业健康教育

通过提供知识、技能服务，促使职业人群自觉地采纳有益于健康的行为和生活方式，它的本质是行为矫正。

（二）职业健康促进

1. 健康促进

WHO 关于健康促进的定义："健康促进是促进人们维护和提高他们自身健康的过程，是协调人类与他们环境之间的战略，规定个人与社会对健康各自所负的责任"。美国健康教育学家劳伦斯格林指出："健康促进是指一切能促使行为和生活条件向有益于健康改变的教育与环境支持的综合体。"其中教育指健康教育，环境包括社会的、政治的、经济的和自然的环境，而支持即指政策、立法、财政、组织、社会开发等各个系统。健康促进的基本内涵包含了个人和群体行为改变以及政府行为（社会环境）改变两个方面，并重视发挥个人、家庭、社会的健康功能。

健康促进包括健康教育。健康教育要求人们通过自身认知、态度、价值观和技能的改变而自觉采取有益于健康的行为和生活方式。因此，从原则上讲，健康教育最适于改变自身因素即可改变行为的人群；而健康促进是在组织、政策、经济、法律上提供支持环境，它对行为改变有支持性或约束性。健康教育作为健康促进的重要组成部分，与健康促进一样，不仅涉及整个人群，而且涉及人们社会生活的各个方面。在疾病三级预防中，健康促进强调一级预防甚至更早阶段。健康教育是健康促进的核心，健康促进需要健康教育的推动和落实，营造健康促进的氛围没有健康教育，健康促进就缺乏基础。而健康教育必须有环境、政策的支持，才能逐步向健康促进发展，否则其作用会受到极大的限制。健康教育是个人与群体的知识、信念和行为的改变。与健康教育相比，健康促进融客观支持与主观参与于一体。健康促进包括健康教育和环境支持。

2. 职业健康促进

指从企业管理策略、支持性环境、职工参与、健康教育、卫生服务等方面，采取综合干预措施，以期改善作业条件、改变职工不健康生活方式、控制健康危险因素、降低伤病及缺勤率，从而达到促进职工健康、提高职工生命质量和推动经济可持续发展的目的。是由雇主、劳动者和社会共同努力以改善劳动者健康和幸福，是保持劳动力健康和增进工作生命质量的有效手段。它包括健康教育、疾病预防和健康保护三方面，而健康教育除一般教育外，重点突出职业健康教育，即职业卫生知识培训和法制化管理等，其目标主要包括：

（1）创造一个有利于健康和安全的工作环境；

（2）为劳动者提供重视、支持和保持健康的环境，使健康教育、健康预防和健康保护成为日常管理的一部分；

（3）使劳动者能够控制和管理自己的健康；

（4）使劳动者和雇主在环境中共同参与计划，从而完善健康的生活方式；

（5）将健康促进的效益带入劳动者的家庭。

（三）三级预防

健康教育与健康促进很好地体现了三级预防的思想，工作场所的"三级预防"思想是与职业健康教育与健康促进密切相关的概念。

1. 基本概念

（1）一级预防为病因预防，表现为采取积极有效的措施进行病因预防，如帮助人们建立健康的行为生活方式、有效利用免疫接种等预防保健服务、提供安全的食品和饮用水等。

（2）二级预防体现在早发现、早诊断、早治疗，预防疾病的发展，促进疾病的治愈。通过健康教育可以帮助人们做到定期体检、在察觉有疾病征兆时及时就诊，合理利用卫生服务。

（3）三级预防指的是及时有效的治疗与康复，预防并发症和伤残，恢复社会生活和劳动能力，提高生命质量。健康教育与健康促进对于慢病而言，本身就是有效的治疗因素。此外，健康教育与健康促进还能为康复提供设施设备等环境支持和政策的支持。

2. 工作场所的三级预防

（1）工作场所的第一级预防。又称职业病损的病因预防，是从根本上杜绝危害因素对人的作用，即改进生产工艺和生产设备，合理利用防护设施及个人防护用品，以减少工作人员接触有害职业因素的机会和程度。对人群中处于高危状态的个体，可依据职业禁忌证进行检查，凡有职业禁忌证者，不应参加该工作。

正己烷职业危害的第一级预防，主要通过使用替代品、工程控制、加强管理、行为控制和加强个体防护等措施，最大程度消除风险，例如采用其他低危险物质如医用酒精、异丙醇、正庚烷替代正己烷，从源头上尽量消除或降低风险，或选用正己烷含量较少的溶剂，保证工作场所空气中正己烷浓度符合职业接触限值的要求；通过成功控制做好密闭隔离、合理通风、事故排风、净化处理、通风测试；要求供应商提供产品组分报告和具体使用说明，企业对规范操作、个体防护进行严格管理等。此外，还包括识别高危人群，如安排劳动者在上岗前、在岗期间和离岗时接受职业健康检查，以判断劳动者是否适合正己烷工作，对高危人群，不应安排其从事正己烷相关的工作。

（2）工作场所的第二级预防。又称职业性病损的发病预防，是早期检测人体受到职业危害因素所致的疾病。第一级预防措施虽然是理想的方法，但实现所需费用较大，有时难以达到理想效果，仍然可出现受罹人群，所以第二级预防成为必需的措施。其主要手段是定期进行环境中职业危害因素的监测和对接触者的定期体格检查，以早期发现病损，及时预防处理。此外，还有长期病假或病外伤后复工前的检查及退休前的检查。

正己烷职业危害的第二级预防，主要包括企业定期检测工作场所空气中正己烷的浓度，安排周期性体检，发现劳动者出现萎靡不振，四肢末端感觉异常，进而有握拳不力、难提重物，尤其是上楼梯困难、行走无力等下肢受累较重现象，出现以多发性周围神经损害为主的临床表现，应立即调离原岗位，并安排职业健康检查与治疗。特别是空调环境或密闭空间使用正己烷时应更加给予高度关注。

（3）工作场所的第三级预防。工作场所的第三级预防是在得病以后，合理康复处理。其原则包括：对已受损害的接触者应调离原有工作岗位，并予以积极合理的治疗；根据接触者受到损害的原因，对生产环境和工艺过程进行改进，既治疗患者，又治理环境；促进患者康复，预防并发症。

正己烷职业危害的第三级预防，主要包括对正己烷中毒原因的追踪，对相应的工艺流程予以改进，对正己烷中毒的人员给予积极治疗康复，对曾罹患过正己烷中毒的人员，不再安排从事正己烷相关的工作。

二、发展历程

随着社会经济、科学文化的发展，尤其随着卫生事业的发展，人们对健康和健康观念的认识在不断地变化，对疾病和疾病预防控制手段的认识也在不断地提高与发展。在我国的公共卫生与疾病预防控制工作中，包括在职业病预防与控制工作中，健康教育活动都经历过 3 个不同历史阶段。

1. 卫生宣教——健康教育的初级阶段

20 世纪 50~70 年代，在当时的历史条件和公共卫生国情下，各种传染病、寄生虫病、地方病、职业病严重地威胁着我国人民的生命与健康，因而早在 50 年代初卫生部就设立了卫生宣传处，各级卫生防疫站也都设有卫生宣教科，或设专职或兼职人员，主要开展传染病防治知识的宣传教育，号召人民群众开展爱国卫生运动、讲究卫生、消灭四害、传播卫生知识，也包括职业卫生知识。在许多国有大中型企业的卫生防疫机构或有关卫生专业机构，也设有卫生宣教科或配备专职、兼职人员，开展卫生宣教工作。企业内的卫生宣教内容除传染病防治等一般卫生知识外，更注重结合本企业职业卫生的特点来进行职业卫生知识的宣传教育。该阶段职业卫生宣传教育所取得的最显著的成绩是高温中暑的预防及防尘工作的"八字"方针的经验。

2. 健康教育的引进与实施

20 世纪 80 年代开始，随着国家工业化、城市化水平的提高，尤其随着人口老龄化、人口的迁移、人们生活水平的提高和社会竞争的加剧，以及医学模式的变化，我国的疾病谱和死因顺位发生了重大改变，慢性非传染病已成为重要的公共卫生问题，而要解决这些问题只有通过健康教育的措施才能取得较好的效果。为此，国家、省（市、自治区）和许多地（市）卫生行政部门都单独组建健康教育所，或将原卫生防疫站的宣教科改建为健康教育所（科），将工作的重点部分转移到慢性病的防治上。与此同时，许多健康教育专业机构或卫生宣教科（室），也以防治职业性常见病、多发病为重点，有针对性地开展职业健康教育。该阶段健康教育模式的引进与实施，不单单注重卫生知识的传播与传授，同时更注重对人们健康信念的树立和健康行为的形成和评价。

为适应健康教育工作的发展，20 世纪 80 年代中期，部分高等医学院校还组建了健康教育教研室和健康教育专业，或将公共卫生专业部分学生在后期分化到健康教育专业，同时还举办了大量的各种类型的健康教育师资班、培训班，为我国健康教育工作的开展培养了大批人才。

3. 健康促进概念的引进与试验

自 20 世纪 80 年代末 90 年代初，健康促进的概念已引进我国，并逐步被业内人士所理解、接受。与此同时，健康城市、健康社区、健康学校等概念也都被引入。

作为职业健康教育与健康促进的试点，首先是在 1993 年由 WHO 西太区支持的在上海 4 个大中型企业所进行的"工厂健康促进示范项目"，该项目经过几年的探索与实践，取得了许多成功的经验，受到西太区官员的好评。与此同时，卫生部主持的"乡镇企业职业卫生服务模式研究"项目中，也将职业健康教育与健康促进作为项目的重点研究内容之一，并进行了有益的探索，但毕竟乡镇企业与国有大中型企业不同，在乡镇企业实施健康教育与健康促进活动具有更多的艰巨性和复杂性。

4. 实际工作：根据国情，实行分类指导的原则

在 20 世纪 70 年代中期的国外，职业健康教育就得到迅速发展，这主要是由于一系列的立法，促使雇主必须对雇员（甚至家人）的健康承担责任，否则有可能使其遭受极大的经济损失。在我国，在中国健康教育协会的领导和组织下，倡议并发起了"全国工矿企业健康促进工程"，标志着我国的工作场所健康教育进入了一个新时期。

我国加入世界卫生组织（WHO）和《职业病防治法》的颁布与实施，为开展职业健康教育和职业健康促进创造了有利的法制环境和政策环境。但现实的情况是，由于我国不同地区、不同行业、不同企业之间的经济发展水平、科学技术水平、职工的文化素质水平及职业危害性质和水平等都存在着较大的差距和差别，因此只能实行分类指导的原则。

（1）在大多数乡镇企业只能以传播一般卫生知识和预防尘毒等危害的职业卫生知识为主的宣传教育；

（2）在具有一定规模和一定生产水平的企业，则可按照实际情况开展

职业健康教育；

（3）健康促进活动只能在具有一定条件的国有大中型企业或涉外企业进行试点。

第三节　内容与方式

"预防为主，防治结合，综合治理"一直是我们职业病防治工作的重要方针，而职业健康教育与健康促进是贯彻这一方针的重要手段。那么，如何通过健康教育和健康促进，最大限度地预防职业病发生，从而收到"低成本，高产出"的效果，则是这项工作成败的关键。本节将从职业健康教育与健康促进的具体内容以及适宜的方式两方面加以阐述。

一、职业健康教育的内容

健康教育必须紧紧把握健康教育对象身心发展的量变与质变关系，从渐变过程中抓住突变机遇，充分利用发展的"最佳期"，适时促进人的身心发展。在进行职业健康教育活动中，其对象主要包括企业管理者和劳动者两大类人群，应结合企业工作岗位特点及劳动者群体特性开展切合实际需求的多样化教育。例如，正己烷作为清洁剂、黏合剂和稀释剂被广泛应用于印刷、电子、五金、制鞋和油漆等行业的生产与使用。但在使用过程中，不是以"正己烷"的专业名词形式出现，而是以"白电油"、"开胶水"和"抹机水"等商品名出现，因此，我们的健康教育要接地气，要用劳动者能够听懂的字眼，才能起到效果。

（一）按照不同健康教育对象划分健康教育内容

1. 用人单位的管理人员健康教育

用人单位的管理人员应包括企业法人代表、分管领导、劳动人事、安全、卫生、车间主任等从事管理工作的人员。保护劳动者在生产中的健康，是领导者法定的义务和责任。我国职业病防治法规要求用人单位的管理人员应当接受职业卫生培训，遵守职业病防治法律、法规，依法组织本单位的职业病防治工作，也规定了企业负责人应当向劳动者说明有关职业危害，劳动者也有权知道职业危害以保护自身健康的合法权益。对用人单位的管理人员不但要宣传职业病防治知识，更要进行劳动法规和卫生监督教育，提高企业法律意识。

2. 劳动者的健康教育

职业病发生的原因之一，就是劳动者对本岗位存在的职业危害不了解，不懂得如何去保护自己。对劳动者实施职业健康教育，其主要目的是提高劳动者的自我保护意识和能力，能够发现工作过程中的违规行为并积极抵制，基于当前的职业病防治法律法规，有效维护自身的健康权益。劳动者是职业健康教育的主要受众。所以，要通过职业健康教育，使劳动者掌握职业卫生的知识，提高自我健康保护意识和能力，教育劳动者自觉遵守职业病防治法律、法规、规章和操作规程，教育劳动者正确使用职业病防护设备和个人防护用品，从而真正起到控制和消除职业危害的作用。

（二）按照不同时期划分健康教育内容

1. 上岗前职业健康教育

首先，需要让劳动者了解职业健康教育是自身的权益，也是其义务，通过职业健康教育来提升劳动者的法律意识和健康意识是非常重要和必要的。其次，结合我国职业健康教育的法律法规及职业素养道德规范等，针对劳动者的职业健康教育应包含以下内容：职业健康常识、高危职业岗位性质、岗位健康危害程度、职业健康防护措施、职业病预防与治疗以及职业病维权法规等等，需要向劳动者普及职业病防治知识（包括自救互救知识），加强职业卫生自我防护，自觉遵守职业卫生操作规程，正确使用劳动防护器材，熟悉作业场所警示标识的含义等，若发现存在职业病隐患，则需要立即向相关部门报告。劳动者还应懂得劳动法与职业病防护有关的法律法规，懂得用法律保护自己的合法权益，努力做到劳动生产与职业卫生两不误。通过职业卫生培训，使劳动者能够全面了解当前国家职业病防治形势，也能够了解其工作过程中存在的危害因素以及职业病的严重后果。教育他们需要积极了解和掌握工作场所职业病的各类防护设备和使用方法，同时也需对其维修等有所了解。通过上岗前职业健康教育可以提高劳动者参与职业健康检查的积极性。

2. 在岗期间的职业健康教育

对劳动者进行《职业病防治法》的宣传、培训，让其了解国家对职业病防治的相关规定；要让劳动者了解工作场所存在的职业病危害因素及可能产生的职业危害和后果的相关知识；教育劳动者了解和掌握工作场所职业病防护设施及个人防护用品的使用目的、方法、维修，重要的是让劳动者知道使用防护设施和用品的意义；让他们了解职业健康检查对发现、控制职业病发生和发展的重要意义，以提高其参加职业健康检查的自觉性；按照规定定期组织在岗期间的劳动者进行职业卫生知识的培训，可强化和提高其职业卫生知识水平，更好地行使职责和保护自身健康。

（三）按照不同知识系统划分健康教育内容

1. 健康理念

树立一种健康的理念非常重要，只有有了健康的理念，人们才会关注健康，才会主动接受健康的相关知识培训。作为企业，应以建立企业文化为向导，把职业健康文化融入企业文化里，营造人人崇尚安全、健康的氛围。职工健康了，就会降低企业对职工的医疗成本，而且还可以提高职工的工作满意度。因此，用人单位的管理人员应了解生产发展与生产力之间的关系，树立起"职工的安全健康与企业经济效益共同进退"的观念，愿意主动加大投入，通过开展职业健康教育，提高职业人群健康素质，使劳动者获得良好的健康状态。这对于树立企业形象也有一定的帮助。建立健康教育实施小组，制定相应的支持性"政策"，给予必要的财力、物力和人力支持，并针对作业环境和生活环境存在的问题进行专项改造，以创造文明、高尚、和谐的企业人文环境和卫生、安全、高效的作业环境。这方面的内容主要包括健康新观念、健康素质、员工健康与职业关系和劳动者健康与健康关系等。

而对劳动者而言，有研究表明，劳动者的安全态度、安全认知和安全行为之间存在一定的"相关性"。劳动者健康素质不高，健康知识欠缺，防护意识淡薄，是引起职业伤害的主要原因。职工的健康素质及教育培训是影响其职业健康状况的重要因素，因此，要取得良好的职业健康教育效果，必须首先树立科学的健康观念。自身健康观念的培养可以提高从业者卫生知识水平和卫生素质，树立健康观念，把自己的身体保护好了，才能保持积极的生活态度，保证家庭社会的稳定，提高自己的生活满意度，并有助于生活环境、工作环境整个健康风气的形成。

因此，只有当企业的管理人员和劳动者都树立良好的健康理念，正视职业健康问题，企业愿意加大投入，劳动者愿意规范自己的行为，才能提高职业人群健康素质，促进企业、社会、家庭的和谐。

2. 职业人群安全与卫生

对企业来讲，职业安全卫生教育是最重要的内容，不仅包括各种有害因素和对健康产生危害的特点的教育，还应该包括个人技能的教育、遵守职业安全制度和操作规程教育，以及改造环境、改善劳动条件的教育。不同的职业，安全与卫生健康教育的内容是不同的，因为不同的企业从业人员所接触到的职业危害是不一样的，如在印刷、五金、电子行业将正己烷作为除污清洁剂使用，皮革鞋业将其作为黏合剂，油漆行业用作稀释剂……在存在正己烷接触风险的此类企业，安全教育主要是采取一定的防护措施，保证工作场所通风，以及作业工人遵守操作规程，例如，应及时盖好盛装正己烷的容器，不要在车间分装正己烷溶剂和使用敞开式容器盛装正己烷溶剂来清洗物件，需使用挤压式瓶子来压取正己烷溶剂，对蘸有正己烷的抹布使用后要及时收集和处理，以降低空气中正己烷的浓度；下班后，在保证产品质量不受影响的情况下，将生产区域门窗打开，保持自然通风，降低正己烷浓度；开展工作场所正己烷的定期检测，确保正己烷的浓度在国家职业接触限值以下；做好个人防护，包括正确佩戴防毒口罩、眼部护具、橡胶防护手套/指套等防护用品。

大中型企业的职业健康教育与安全教育等可以融为一体，由职业病管理专职人员或安全卫生等管理专职人员负责。职业健康教育涉及其他相关部门，横向的联合教育应该产生更有效的作用。例如，安全部门对安全教育历来是高度重视的，有较完善的教育培训制度，师资与教材也比较成熟，在大中型企业都设有安全教育室，劳动者定期培训后持证上岗等；而工会对职工的教育是多方面的，包括法律、技能、劳动保护等。这些部门的教育内容中都包含有职业卫生的内容，使职业卫生内容更加系统、详尽，就能很好地达到职业健康教育的目的。

3. 职业人群不良行为方式

职业人群不良的卫生习惯和职业习惯一方面由客观的从业环境所决

定，同时也与个人的主观习惯有关，职业不良行为会对从业人员的健康造成明显损害，也会对服务对象的健康造成影响。例如，杜绝与正己烷防护有关的不良行为要做到，劳动者应注意个人卫生习惯，操作时尽量减少正己烷的逸散和接触时间，避免皮肤接触；在工作场所不应进食、饮水和吸烟。与正己烷工作场所无关的劳动者不可进入正己烷工作场所。如进入，应佩戴有效的个人防护用品。不应在存放和使用正己烷的场所周边抽烟，以避免火灾发生，不宜把正己烷带出生产区域。不应将正己烷用于生产以外的其他用途，如用正己烷清洗衣服、家具、皮肤等以及不要将工作服穿回家等。要消除职业不良行为对健康的影响，主要措施是采取正确的作业方式，优化劳动组织结构，改善作业环境，坚持正确的工间休息，科学合理组织和安排劳动或工作时间，从而改变劳动者在职业过程中的不良行为。

4. 职业人群健康防护

开展职业人群健康防护教育是对职业从业人群自身健康的保护，学会个人防护方法，对从业场所采取防护措施，开发职业中有毒有害物质的替代产品，让从业人员免受职业因素危害，这方面健康教育的主要内容有：职业健康防护的重要性、不同岗位的防护重点、有效个人防护方法和场所防护措施等。正己烷的人群防护主要包括：

（1）个人防护。正己烷侵入人体的主要途径为呼吸道、眼睛和皮肤，个人防护方法应重点考虑这些部位的防护。不同的部位应采取不同的方式防护：

① 呼吸防护。进入正己烷有害环境前，应先佩戴好呼吸防护用品。对于密合型面罩，使用者应先进行佩戴气密性检查，以确认密合。在有害环境作业的人员应始终佩戴呼吸防护用品。当使用呼吸防护用品过程中感到异味、咳嗽、刺激、恶心等不适症状时，应立即离开有害环境，并应检查呼吸防护用品，确定并排除故障后方可重新进入有害环境；若无故障存在，应更换有效的过滤元件。

② 眼部防护。正己烷有可能飞溅到眼睛时，应配备符合 GB 14866 规定的眼部护具。

③ 手部防护。不应徒手接触正己烷，应佩戴氟橡胶或腈橡胶防护指套或手套。防护手套检查方法：向手套内吹气，用手捏紧套口，观察是否漏气，若漏气则不能使用。

（2）场所防护

① 寻找替代品。采用其他低危险物质如医用酒精、异丙醇、正庚烷替代正己烷，从源头上尽量消除或降低风险。或选用正己烷含量较少的溶剂，保证工作场所空气中正己烷浓度符合职业接触限值的要求。

② 工程控制。包括通过合理布局生产工艺，产生正己烷的作业尽量与其他作业分开，生产区域与非生产区域要有明显的标识；优先采取机械化、自动化、密闭化与远程操作，避免直接接触；地面可使用 PVC 等材料，保持地面平整，防止溶液的渗漏等措施，做好密闭隔离。不要在人员密集的洁净车间或空调车间使用含正己烷的溶剂，若使用，则必须要在产生正己烷的作业岗位安装局部机械排风装置，局部机械排风系统排气罩的设置应遵循形式适宜、位置正确、风量适中、强度足够、检修方便的设计原则，确保达到高捕集效率。在可能突然产生大量正己烷的工作场所，设置事故排风装置。排出到外环境的空气应净化处理，不应影响其他用人单位、劳动者和周围居民。定期做好通风测试等。

5. 职业公共卫生法规教育

现在许多职业都有相应的职业卫生条例和法规，在法制社会，各个职业都应该加强法规教育，做到预防在先，因此，职业卫生法制教育与职业健康教育、职业健康发展是相辅相成、相互促进的。由于职业卫生问题是从业人员在从业过程中"被动"接受的，因此企业负责人或组织管理者应对此负有责任。有关法律法规已规定了企业负责人应当向从业人员说明有关职业危害，从业人员也有权知道职业危害，以保护自身的健康和合法权益。如果企业领导人和从业人员缺乏职业卫生法律知识，不知道职业危害的知识，就不可能真正了解各自的权利、义务和责任，企业就不会按照有关法律法规的要求去改善劳动环境、劳动条件，也不会支持、重视从业环境的健康监测和从业人员的健康体检，从业人员也不会主动参与从业环境的改善和不良行为的改变，因此，职业卫生法律法规的教育非常重要。当前，职业卫生相关的法律法规主要有《职业病防治法》《传染病防治》《食品卫生法》《公共场所卫生管理条例》和《突发公共卫生事件应急管理条例》等。

6. 伤害应急处理

职业危害因素除了可以造成慢性伤害外，很多时候也会以突发事件的形式出现。如果从业人员和救援人员能够掌握一定的中毒急救和自救知识，那么事故发生率将会得到有效控制。职业卫生突发事件具有意外、突发、群体之特点，发生地点多为作业现场，医护人员通常不能在第一时间及时到达处理，因此对从业人员进行应急处理、自救等知识的培训，提高其危机意识和现场急救能力，是非常有必要的。可以在安全理论知识培训的基础上，利用模拟事故情景来训练劳动者对突发事故的应急处理能力，不仅能有效地检验安全教育、培训的效果，还可以让教育培训的知识转化为实际行动。

正己烷泄漏的应急处理与救援要做到：对大量吸入正己烷蒸气的中毒人员，应迅速移至空气新鲜处，保持呼吸道畅通，注意保暖和休息。如呼吸困难，进行输氧；如呼吸停止，立即进行人工呼吸。眼部接触正己烷溶剂的，应立即提起眼睑，用流动清水或生理盐水冲洗。若有皮肤接触，应立即脱去受污染的衣物，并用肥皂和清水彻底清洗污染的皮肤。若不慎吞入，应立即饮足量温水，催吐，并尽快就医。

有可能发生急性正己烷职业危害（如存在泄漏的可能或大量使用时）的用人单位应建立应急救援机制、设立救援组织、配备应急冲淋装置和洗眼器等应急装置和应急救援人员、制定应急救援预案。有可能发生急性正己烷职业危害（如存在泄漏的可能或大量使用时）的工作场所应设置报警装置，配置现场急救用品、个人防护用品，配置冲洗设备，设置应急撤离通道与必要的泄险区。应急处置按照预案规范进行。

7. 职业人群心理卫生

职业因素可以引起精神紧张，引发神经症状或心因性精神病，也会导致一些慢性疾病。容易出现职业精神紧张因素的职业很多，特别是如各种流水线作业等长期从事简单重复劳动的作业岗位。开展职业心理健康教育要从多方面入手。第一，应采取先进有效的管理模式，合理地组织劳动生产，处理好管理者与职工之间的关系，不断开展思想教育。第二，有针对性开展心理卫生健康教育，根据职工的心理特点，开展社会、职业角色教育，正确认识自己的能力、地位和作用，提高心理紧张缓解能力。第三，加强岗位培训教育，提高职工的综合素质，适应工作的需要。第四，开展特殊人群的心理教育。对精神或心理有异常表现者，应尽快进行心理咨询、诊断和治疗，把工作做在前面。

二、职业健康教育的方式

健康教育方式是指人们依托用于传播职业卫生知识、改善职业卫生态度和行为的方式。健康教育方式是保证健康教育目的得以实现、健康教育内容得以传授的基本渠道，因此如果缺少或没有选择恰当的健康教育方式，再好的健康教育蓝图也无法实现。开展职业健康教育活动，要结合企业职业岗位特点和劳动者群体主体特性开展切合其实际需求的多样化教育，例如在入职职业健康培训中实施启蒙式教育、理论式教育方式，在在岗期间职业健康培训中，应与实践相结合，采取警示性教育、现场教学等方式。

目前，职业健康教育的方式有很多。包括进行广泛性的普及教育和根据不同职业危害特点进行有针对性的职业健康教育。广泛性的职业健康教育多为利用大众媒体如广播、电视、报纸、宣传标语及新媒体等传播方式对从业人员进行职业健康知识的普及。对职业危害因素较明确的企业应将岗位职业危害因素作为重点进行有针对性的教育，多种教育形式共同实行，可达到最佳教育效果。

按照健康教育"知-信-行"的原则，有针对性的健康教育形式包括：

（1）通过上岗前和周期性职业卫生知识培训、签署劳动合同、接触者职业健康检查、工作场所和储存场所设置警示标识等方式，告知劳动者本工作岗位存在的正己烷职业危害情况，应如何预防。

（2）通过设置公告栏告知，将本单位职业病卫生管理制度和工作场所职业病有害因素检测结果等定期向劳动者公布。

（3）职业病防治专业机构到企业开展职业病执法和技术服务时应同时开展职业病健康教育咨询，现场解答劳动者关心的职业卫生问题。

（4）在工作休息区域以及食堂、宿舍等生活区域设置职业卫生宣传海报，张贴职业卫生宣传标语、宣传画，营造健康科普的浓厚氛围。

（5）编制职业危害防护手册等宣传资料，发放至每位作业人员，辅助劳动者了解相关防护知识；在作业一线场所、危险地点和危险操作设备上粘贴通俗易懂的警示标语，以起到警示作用；依托职业病防治宣传日等主题活动，借助职业病防治专业机构开展主题宣传。

（6）企业还可以充分利用新媒体，如建立以班、组、车间为单位的qq群和微信群，依托企业微博、微信公众号等向作业工人周期性地发送针对其岗位职业危害的科普信息。

通过因地制宜、切合实际的各种方式进行健康教育，使劳动者能自觉遵守职业病防治法律法规、规章和操作规程，正确使用、维护职业病防护设备和个人使用的职业病防护用品，当发现职业病危害隐患事故时，能及时报告。

工作场所正己烷危险警示标志见图 5-1。

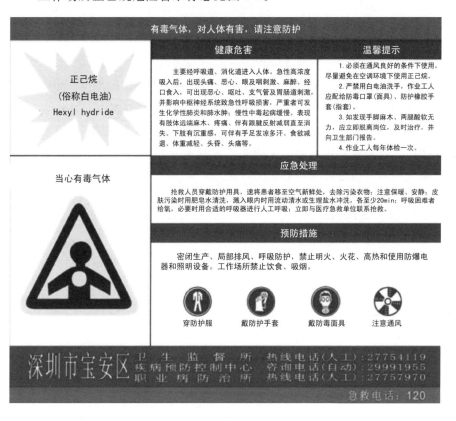

图 5-1　工作场所正己烷危险警示标志

第四节　职业健康教育与健康 促进实施步骤及效果评价

健康的工作场所是一个企业和员工互相协作，为职业人群健康和工作环境良好达到一致认同的地方。因此，职业健康促进是一个系统工程，除政府部门、专业疾病防控机构等外部环境的影响外，在企业内部还需要充分调动企业的决策层、管理层以及员工个人等多方面力量，采取科学的实施步骤，做好阶段性效果评价，才能保证职业健康教育与健康促进工作真正落地。本节将从实施步骤和效果评价两方面具体阐述。

一、职业健康教育与健康促进实施步骤

WHO 的健康工作场所模式是基于大家公认的"持续改进"组织过程理论建构的，可确保卫生、安全和健康项目满足各方需求并持续发展下去，1998 年，WHO 西太区办事处提出了工作场所健康安全"持续改进"模式，经过专家们和国际劳工组织等机构的逐步完善，2010 年形成目前的模式版本，该模式的基本步骤如下。

1. 组织动员

首先要动员企业的高层管理者，得到领导层的支持，进而获得相关政策支持。要发动相关部门、组织和个人支持和参与到工作场所健康促进活动中来。

2. 资源整合

构建组织机构，组建工作场所健康促进工作团队，包括管理者、员工代表、工会、人力资源人员、医疗卫生人员、安全卫生专业人员等，并配备所需资源，以便实施工作场所健康促进计划。如果企业原本设有健康安全委员会或类似组织，该委员会便可直接充当"工作场所健康促进工作团队"的角色。

在大型企业中，健康安全委员会应当包含不同层级和部门的代表，比如健康安全专家、人力资源人员、工程师以及医疗卫生人员。国际劳工组织建议，在健康安全委员会中，劳动者应与雇主代表拥有至少平等的代表权，且男女代表的比例应合理。

对于小型企业来说，可借助来自外部机构的专家或技术支持人员的力量，如来自邻近大型企业或社区职业卫生机构的医务人员、本地特定行业

网络或健康安全组织等机构的代表以及本地职业病防治专业机构等政府部门，这对小型企业很有助益。

3. 需求评估

需求评估是"工作场所健康促进工作团队"要完成的首要任务，可使用以下不同的评估工具和方法：

（1）基线资料。包括作业场所检测资料危害识别和风险评估过程资料、健康安全委员会会议记录、员工的人口学资料、离职率和生产率统计数据以及工会申诉等。

（2）劳动者健康状况。是进行职业卫生评估的另一关键因素，评估指标包括病假率、工作相关伤害和工作相关疾病的统计率，包括长期和短期的伤残。另一个重要方面是员工个体健康状态。这些信息可以在保护个人隐私基础上通过调查获得，或在小企业中使用检查表法获得，也可通过管理层与员工之间的对话获得，最好有卫生专家在场。

（3）企业和员工的愿景。是工作场所成员的需求和关注问题的汇总。就员工个体而言，他们如何设法改善工作环境和自身健康，以及需要企业管理者帮他们做些什么，都要通过倾听员工的心声得知。

4. 优先排序

对需求评估中发现的问题按问题严重性、普遍性、技术可行性、有效性排序，结合定性访谈，来确定优先项目。虽然对健康可产生更直接的本质性影响因素可作为优先项目，如限制职业危害因素暴露，但设定优先排序标准时，还应考虑多方面的因素，包括：

（1）实施方案简便易行。例如"快速见效"的方案将有利于激发和鼓励项目持续发展。

（2）劳动者面临的风险（接触危害的严重度及接触概率）。

（3）收到成效的可能性。如是否存在有效的解决方案，雇主是否愿意改变，成功的可能性以及其他与工作场所政策或政治相关的问题。

（4）被忽略或忽视的某个问题所带来的可能成本。

（5）工作场所各方的主观意见和偏好，包括管理人员、劳动者和他们的代表。

5. 制订计划

在初始阶段，根据企业规模及自身特点，中小型企业制订的计划可能会相对简单。计划可聚焦于一些已识别的对健康至关重要的和最易实现并附有具体时间表的项目。

大型企业的计划则要复杂得多，一般会制订 3～5 年的整体规划。此种计划将在较长的时间框架下安排总体活动，来解决优先问题。规划应设立一些长期目标并设定分目标以便衡量成效。制订长期规划后，应根据问题的优先排序制订年度计划。

当酝酿解决方案时，应牢记"他山之石可以攻玉"的原则，并探索解决问题的方法。同时，也应将影响健康工作场所的 4 个路径（实体工作环境、社会心理工作环境、个人健康资源、企业社区行动）考虑进来。例如，通常误认为实体工作环境的问题只能通过改善实体工作环境来解决，其实，通过培训或行为改变也可解决问题。

计划获批后，应制订具体行动计划，明确目标、预期结果、时间进度和各自职责。对于健康教育项目来说，其目的不仅要提高人们的意识，更重要的是发展技能和改变行为。行动计划中应包括所需的资金预算、设施和资源，为开展、推广及促进项目或政策制定规划，新政策的员工培训，以及维护和评估计划。应确保计划中的每一点或每一个倡议都表述明确，总目标和分目标必须具有可测量性这样，将易于评估。

6. 实施

按照计划实施各项健康促进活动。计划中的每个活动都应明确实施团队里的具体责任人，并确保落实到位。

7. 评价

评价对于了解整个项目中哪些是有效和无效的做法是非常必要的。评价亦可确定其有效与否的原因。无论对短期还是长期的实施过程和效果，均应进行评价。除了对每个活动进行评价外，3～5 年后，或者在发生了如建立新的管理制度这类重大变革之后，应对健康工作场所项目总体成效进行评价。总体评价常借助对比前后调查数据或回顾各种基线资料来完成。尽管劳动者的健康变化未必与企业生产率和盈利能力的改变有必然联系，但跟踪监测这些数据并与基准情况进行比较是非常重要的。

8. 改进

最后这一步骤也是下一个行动周期的开始。本步骤包含以评价结果为基础的改进，这些改变能改善已实施的项目，便于完善下一轮循环的各步骤。当然，如果计划的实施已经取得了显著成效，我们应该充分认可并感谢为此献力献策的人们，并确保让所有利益相关方都能知道所取得的成就。

二、职业健康教育与健康促进效果评价

（一）评估的内容

所谓职业健康教育效果评估，其实质就是一种比较。包括职业健康教育前后在知识、态度、行为等方面的变化，首先是企业管理层和职工对所接触到的职业危害认识的程度，包括职业卫生知识，尤其是防护知识与技能知识水平的提高。其次是预防职业病危害因素的行为改变，包括改善环境的经费投入、技术改造项目的多少、防护用具的配备程度，以及劳动者参与改善环境的程度、防护用品的使用率和正确使用率。同时健康状况及水平也是重要的评估内容。

（二）评估的方法和指标

按照评估的不同方面内容，评估指标可包括：

（1）企业环境质量变化指标。企业大环境卫生状况的改善，大环境与车间内卫生状况的好坏是企业文化的重要组成部分，优美的环境会使人们精神振奋、激发工作的热情和积极性。应定时定点对作业场所进行有害因素浓度（强度）检测，了解其变化规律和情况，以采取相应措施，保证符合国家职业卫生标准和卫生要求。

（2）健康监护指标。包括有毒有害作业点检测率；有毒有害作业劳动者职业健康检查覆盖率、合格率；职工患病（包括疑似职业病、职业病、工伤）后的诊治率等。

（3）健康水平变化指标。疑似职业病、职业病发病率下降比例；职工

一般疾病发病率下降比例；职工因病缺勤工时下降比例；职工平均期望寿命及死亡率变化。各项指标的变化，一方面直接反映了企业职业病防治工作的好坏，另一方面反映了企业职业健康教育的深入程度，可以此评价职业健康教育在职业病防治中是否起到了作用。

按照评估所处的阶段，可分为形成评价、过程评价和效果评价。

（1）形成评价：在职业场所健康教育计划执行前或执行早期对计划内容所作的评价。包括为制订干预计划所做的准备及计划设计所含各种要素，其目的是使计划更完善、更合理、更可行，更容易为职工所接受。

（2）过程评价：随时了解工作进程和控制工作质量，包括组织领导落实情况、教育方法、传播渠道、宣传培训材料的设计、选择及预试验等方面的质量和效果；相关的厂纪厂规政策的制定、出台和实施情况；健康教育的覆盖面；每次活动职工参与的数量和接受情况、满意程度；专项经费是否到位等。

（3）效果评价：包括近期、中期和远期效果评价。

① 近期效果评价：主要评价企业职工知识、态度的变化；健康知识的普及率。

② 中期效果评价：主要评价职工行为和生活方式的变化，如健康行为的形成率；环境中危害因素的变化；卫生服务的完善和提高以及生产环境是否符合国家卫生标准的状况等。

③ 远期效果评价：主要评定企业职工有关职业病的发病率、患病率、伤残率、死亡率等下降情况；职工人均期望寿命；职工生命质量的提高情况；干预投入、产出的成本效益分析和成本效果评价等。

（三）职业场所健康教育评价的指标体系

由于职业卫生是一项政策性很强的工作，具有本身的特性，因此做好职业场所健康教育评价的关键在于指标的选择及评定指标的权重大小。评价的指标大致可归纳为支持指标、工作指标和效果指标三类。

1. 支持指标

（1）领导支持：当地或企业重视，成立领导小组，制定实施方案。将企业的健康教育与健康促进工作纳入本地区或企业的经济和生产发展计划，作为考评指标，认真组织实施。

（2）组织支持：企业内各部门配合，有各级健康促进网络组织，有专、兼职健康促进人员，有以法制保障为基本特征的健康教育服务体制。

（3）经济支持：企业保证健康促进和健康教育经费的投入，并逐年有所增长。

2. 工作指标

（1）企业领导、管理人员和技术工程人员接受职业健康教育（包括职业安全法规和职业危害防治知识）和一般健康教育的培训覆盖率。

（2）职工接受职业健康教育（包括职业安全法规和对职业危害的知情权）和一般健康教育（培养良好行为生活方式）的培训率。

（3）企业职工健康监护档案建档率。

（4）企业职工上岗前体检和定期体检率。

（5）企业环境卫生监测率。

（6）建立健全有关工作场所健康促进的规章制度。

（7）厂区绿化覆盖率。

3. 效果指标

（1）近期效果。如企业领导职业健康教育和一般健康教育知识的知晓率，职工职业健康教育和一般健康教育知识的知晓率。

（2）中期效果。如职工健康行为形成率（戒烟、体育锻炼、劳动防护用品的使用等），职工健康监护合格率，厂区公共场所、办公室、宿舍、食堂等卫生达标率（一般生活性环境监测），工作场所环境监测合格率（尘、毒、噪声等有害因素的职业环境监测）。

（3）远期效果。如职业性病损发病率逐年递降率，职业病发病率逐年递降率，职工年均医药费，非职业性慢性病发病率（如高血压、糖尿病、肿瘤等病）。

第五节　职业健康教育与健康促进实践

将职业健康促进的理念、方法应用于"健康企业"，将会有力地推动"健康企业"工作的有序发展。为规范健康企业建设工作，促进企业开展工作场所健康促进活动，国家出台了《健康企业建设工作规范》，以提升健康企业建设能力。如何创建健康企业，如何在实际工作中具体组织实施，本节将从创建标准和创建实例的角度加以阐述。

一、健康企业创建标准

1. 政策环境

（1）将健康企业建设纳入企业发展规划和年度计划，并作为精神文明创建和企业文化建设的重要内容，有目标、有计划、有实施。

（2）依法履行相关法律法规赋予企业的责任和义务，保证员工在安全、健康、舒适的环境中工作。

（3）建立健康企业建设组织实施机构，负责领导本企业的健康企业建设工作，包括制定年度工作计划、组织开展需求评估、识别优先解决的健康问题、调配相关资源、监督工作进度、实施自我评估等。

（4）根据企业特点，把健康企业建设和管理工作有机融入企业日常工作之中。制订并不断完善有益于员工健康的各项管理制度，保证健康企业建设循序渐进开展、措施落实到位。

（5）企业应当根据实际规模、性质配备专/兼职人员以负责健康企业建设工作的具体实施，并有相应的经费保障。

（6）依法参加工伤保险、医疗保险、养老保险、失业保险和生育保险。

2. 工作环境

（1）环境整洁，道路通畅，绿化覆盖率达标，各项环保指标达标。

（2）生活饮用水符合《生活饮用水卫生标准》（GB 5749）要求。

（3）厕所、浴室等辅助用室符合《工业企业设计卫生标准》（GBZ 1）等相关要求，厕内卫生达到《城市公共厕所卫生标准》（GB/T 17217—1998）要求。

（4）有符合要求的垃圾收集容器，设置合理，数量足够，垃圾分类收集，有害废弃物专箱收集，按照环保部门规定处置工业垃圾和生活垃圾。

（5）食堂符合《中华人民共和国食品安全法》的规定要求。订购工作餐的企业，应认真索取查验工作餐生产单位的资质，把好供应关和分发关，杜绝集体性食物中毒事件发生并确保就餐地点与工作场所分开。

（6）做好病媒生物预防控制工作，按要求使用规定的除害药物，全面控制病媒生物孳生场所。

（7）开展无烟单位创建工作，公共场所、工作场所的室内区域以及公共交通工具内禁止吸烟，在禁止吸烟场所设置明显的禁止吸烟标识和举报投诉电话号码标识。吸烟区的划定应当遵守下列规定：设置明显的指示标志和吸烟有害健康的警示标识；远离人员密集区域和行人必经的主要通道；符合消防安全要求。

3. 危害控制

（1）生产布局合理，符合《工业企业设计卫生标准》（GBZ 1）等相关标准的规定。

（2）产生职业病危害的工作场所符合下列基本要求：

① 有害作业与无害作业分开。

② 工作场所与生活场所分开，工作场所不得住人。

③ 有与职业病防治工作相适应的有效防护设施。

④ 职业病危害因素的强度或者浓度符合国家职业卫生标准。

⑤ 有配套的更衣间、洗浴间、孕妇休息间等卫生设施。

⑥ 设备、工具、用具等设施符合保护劳动者生理、心理健康的要求。

⑦ 满足国家法律、法规、规章和职业卫生标准的其他规定。

（3）采取下列职业病防治管理措施：

① 设置或者指定职业卫生管理机构或者组织，配备专职或者兼职的职业卫生专业人员，负责本单位的职业病防治工作。

② 制定职业病防治计划和实施方案。

③ 建立、健全职业卫生管理制度和操作规程。

④ 建立、健全职业卫生档案和劳动者健康监护档案。

⑤ 建立、健全工作场所职业病危害因素监测及评价制度。

⑥ 建立、健全职业病危害事故应急救援预案。

（4）履行职业病危害告知义务，包括在醒目位置公布有关职业病防治的规章制度、操作规程、职业病危害事故应急救援措施和工作场所职业病危害因素检测结果；存在职业病危害的岗位，须在劳动合同中载明本岗位可能存在的职业病危害及其后果、职业防护措施和待遇等；员工职业健康检查结果告知、职业病或职业禁忌证告知等。

① 存在或产生职业病危害的企业，应当在醒目位置设置公告栏，公布有关职业病防治的规章制度、操作规程、职业病危害事故应急救援措施和工作场所职业病危害因素检测结果。

② 存在或者产生职业病危害的工作场所、作业岗位、设备、设施，按照《工作场所职业病危害警示标识》（GBZ 158）的规定，在醒目位置设置图形、警示线、警示语句等警示标识和中文警示说明。警示说明载明产生职业病危害的种类、后果、预防和应急处置措施等内容。

③ 存在或产生高毒物品的作业岗位，按照《高毒物品作业岗位职业病危害告知规范》（GBZ/T 203）的规定，在醒目位置设置高毒物品告知卡，告知卡载明高毒物品的名称、理化特性、健康危害、防护措施及应急处理等告知内容与警示标识。

④ 在高毒作业场所设置红色区域警示线、警示标识和中文警示说明，设置通信报警设备，设置车间淋浴间和更衣室。

（5）在可能发生急性职业损伤的有毒、有害工作场所或者临近地点，应当设置报警装置，配置现场急救用品、冲洗设备、应急撤离通道和必要的泄险区，并在醒目位置设置清晰的标识。在可能突然泄漏或者逸出大量有害物质的密闭或者半密闭工作场所，还应当安装事故通风装置以及与事故排风系统相连锁的泄漏报警装置。

（6）存在职业病危害的企业，实施由专人负责的工作场所职业病危害因素日常监测，确保监测系统处于正常工作状态。委托具有相应资质的职业卫生技术服务机构，定期开展职业病危害因素检测。职业病危害严重的企业，还应委托具有相应资质的职业卫生技术服务机构，每三年至少进行一次职业病危害现状评价。检测、评价结果存入本单位职业卫生档案，并向安全生产监督管理部门报告和劳动者公布，对存在危害能及时整改。

（7）职业病防护设施设备齐全、有效；制定个人职业病防护用品计划并组织实施，为劳动者提供符合国家职业卫生标准的职业病防护用品，并督促、指导劳动者按照使用规则正确佩戴、使用，对职业病防护用品进行经常性的维护、保养，确保防护用品有效，不得使用不符合国家职业卫生标准或者已经失效的职业病防护用品；建立个人职业病防护用品发放登记制度；对职业病防护设备、应急救援设施进行经常性的维护、检修和保养，定期检测其性能和效果，确保其处于正常状态，不得擅自拆除或者停止使用。

（8）按照《女职工劳动保护特别规定》要求制定、落实女职工劳动保护相关制度，不安排孕期、哺乳期的女职工从事对其本人和胎儿、婴儿有危害的作业，女职工比较多的企业应当根据女职工的需要设立哺乳室。

（9）合理安排工作时间，保证员工有足够的时间就餐和休息。

（10）企业的主要负责人和职业卫生管理人员应当具备与本单位所从事的生产经营活动相适应的职业卫生知识和管理能力，并接受职业卫生培训；对劳动者进行上岗前的职业卫生培训和在岗期间的定期职业卫生培训，普及职业卫生知识，督促劳动者遵守职业病防治的法律、法规、规章、国家职业卫生标准和操作规程；对职业病危害严重的岗位的劳动者，进行专门的职业卫生培训，经培训合格后方可上岗作业。

（11）安全、消防设施齐全，性能完好，符合《中华人民共和国安全生产法》和《中华人民共和国消防法》及相关规定的要求。

（12）按照《职业病防治法》的规定，落实建设项目职业卫生"三同时"相关工作，做好职业病危害前期预防工作。

4. 健康管理与健康促进

（1）制定企业员工健康管理计划，对员工健康状况进行监测、分析和评估，提供健康咨询和指导并对健康危险因素进行干预；对从事接触职业病危害因素作业的劳动者，应当按照《用人单位职业健康监护监督管理办法》（国家安全生产监督管理总局〔2012〕第49号令）、《职业健康检查管理办法》（国家卫生计生委〔2015〕5号令）、《放射工作人员职业健康管理办法》（中华人民共和国卫生部〔2007〕第55号令）、《职业健康监护技术规范》（GBZ 188）、《放射工作人员职业健康监护技术规范》（GBZ 235）等有关规定组织上岗前、在岗期间、离岗时的职业健康检查，并将检查结果书面如实告知劳动者；开展特殊人群健康检查，如女性员工妇科检查和高龄员工健康检查。

（2）建立员工健康档案，健康档案内容完整、管理规范；依法为劳动者建立职业健康监护档案，并按照规定期限妥善保存。

（3）食堂和公共场所工作人员持有效健康证上岗。

（4）保证受到职业病危害的劳动者享有合法权益，积极安排劳动者进行职业病诊断和鉴定；及时向卫生行政部门报告职业病病人和疑似职业病病人；安排职业病病人的治疗、定期检查和康复，按规定调离和妥善安置职业病病人和职业禁忌证人员。

（5）员工的健康监护资料进行动态连续分析，比对、分析、评估干预效果，并提出持续改进措施。

（6）以员工健康为中心，积极开展各项与员工身心健康密切相关的健康教育与健康促进活动。根据本企业实际情况，开展提高职业病、传染性疾病和慢性非传染性疾病防治知识与技能的活动，以及压力管理与心理健康促进、健身运动、控烟、合理膳食等活动，落实工间操制度，员工健康素养水平逐步提升。

5. 企业健康文化

（1）以员工安全、健康、幸福和企业健康发展为共同愿景。

（2）人际关系和谐、平等，沟通渠道畅通，积极构建关爱、信任、宽容的人文环境和团队精神。

（3）员工着装整洁，举止文明礼貌，遵守社会公德，对工作和生活现状满意度高。

（4）组织开展生动活泼、有益于身心健康的文体娱乐活动，并鼓励员工积极参与。

（5）企业参加所在社区的活动或为社区提供自己的专业指导和资源，为社区健康发展提供支持。

二、实施步骤

1. 组织动员

（1）企业主要领导作出建设健康企业书面承诺，并完成全员告知。

（2）提高企业全体员工对健康企业建设工作的认识，并达成共识。

2. 资源整合

为有效推进健康企业建设工作，加强领导，综合调配资源和实施，并确保不与企业其他的计划和项目相冲突，企业应建立由各部门组成的健康企业组织实施机构，包括企业主要领导、各职能部门负责人（卫生、安全、环保、质量、人力资源和工会等）和普通员工代表等，由专（兼）职人员负责具体工作，并配备所需人、财、物资源。

3. 需求评估

（1）以企业内部现有的、与健康相关的常规记录为基础资料，并辅以调查问卷、观察法、小组讨论、访谈等方法开展需求评估。

（2）记录并收集以下常规资料以了解员工健康问题及相关要素：

① 作业场所检测资料、危害识别和风险评估资料、职业健康检查资料。

② 员工基本信息，包括离职情况、健康状况（病假率、工作相关伤害和疾病情况）等。

③ 健康资源和卫生服务利用情况，包括单位人、财、物力，内部及周边环境情况，社会与经济状况，生产率统计数据、有关健康政策等。

④ 员工健康相关知、信、行水平和健康需求。

⑤ 企业文化与管理方式，企业和员工的愿景，员工工作及生活压力，以及员工担心的作业环境危险因素或在社区内的伤害等问题。

（3）对收集的资料进行分析整理，形成需求评估报告。

（4）选择有热情、责任心强、对健康企业内涵理解较深的员工负责项目具体实施。

4. 优先排序

按照企业实际情况，根据需求评估结果，确定应当优先解决的健康问题，选择可以做到、可以操作、可以评估的内容并遵循如下原则：

（1）对企业和员工健康产生直接影响的因素（如职业病危害因素）。

（2）简便易行、快速见效的项目。

（3）主要领导、管理人员及员工代表达成共识的亟待解决的问题。

（4）综合考虑项目风险、可行性、相对成本大小及社会影响等实际问题。

5. 制订计划

（1）根据需优先解决的健康问题，制订 2～3 年工作规划，内容包括工作目标、规章制度、经费预算、时间进度、职责分工与评估方法。

（2）根据 2～3 年工作规划，每年制订年度计划。

（3）开展项目形成（可行性）评价，对将要付诸实施的方案中所制订的目标是否合理、干预过程是否可行以及计划的科学性进行评价，使计划更完善、可行。

6. 项目实施

项目中每一个活动都应明确具体实施的责任人，确保落实到位，充分调动员工的积极性，提高员工参与度，并争取相关部门和组织的支持。

7. 综合评价

收集与需求评估相对应各项资料作前后比较，用于综合评价，具体包括过程评价和效果评价。

（1）过程评价：计划的推行情况；干预措施能否覆盖拟定的目标人群；实际接受干预措施的目标人群所占的比例；目标人群接受干预措施的情况；目标人群的满意程度等。

（2）效果评价：员工的健康相关意识、知识、技能、参与行为、意外伤害比例、吸烟率和企业的环境及政策改变等信息。除了对每个活动进行评价外，2~3 年后或发生重大变革（如建立新的管理制度），应对健康企业建设工作进行总体评价。

8. 改进完善

根据综合评价，提出改进完善建议，为今后项目的设计、实施提供重要的信息。

（1）总结经验：对健康企业建设进行阶段性工作总结，便于推广。

（2）研究对策：在总结分析的基础上，找出不足，分析原因，为新一轮工作提供应对策略。

第六节　案例分析——职业健康教育与健康促进

（一）企业基本信息

某精密组件（深圳）有限公司成立于 2006 年 6 月，用人高峰期人力达 20000 人左右，主要生产软性电路板（FPC）、高密度连接板（HDI）等，主要职业病危害因素包括正己烷、盐酸、硫酸、氢氧化钠、氰化物、甲苯、二甲苯、甲醛、异丙醇等。该公司坚持将健康教育和健康促进作为维护和促进生产力发展的一个重要措施，在组织机构设置、人员配备、经费保障、物资供应等方面优先保障健康教育和健康促进工作的开展。

（二）职业健康教育与健康促进工作规划

（1）推进以"安全—健康—环境"为中心的企业健康促进工作，改善企业职业卫生、环境保护、人文环境水平，有计划、有组织、有系统、有总结地开展"健康促进示范企业"创建活动。

（2）覆盖全公司各部门的健康促进管理体系，形成长效管理机制，长期坚持以人为本的发展理念，注重安全生产的人文关怀，把创建工作纳入公司年度工作计划，做到制度化、规范化、档案化、科学化。

（3）创造安全、卫生、健康、和谐的工作场所，切实保护劳动者身体健康，提高工作和生活质量；倡导有益健康的生产、生活方式，减少和控制职业伤害、职业病及职业相关疾病的发生，积极努力创建无烟企业。

（三）组织机构设置

设置健康促进工作专门机构，包括健康促进委员会、工业安全委员会、环保节能委员会、餐饮健康委员会等4大部门，形成合力，做好职业健康教育与健康促进工作。

1. 健康促进委员会

负责督促落实国家健康相关政策的落实情况，组织员工健康教育与健康促进宣传活动，负责提升公司员工健康意识，监督公司内部健康相关的执行情况。

2. 工业安全委员会

负责依法贯彻落实职业病防治等法规，组织和落实员工健康检查，开展安全巡查和职业卫生知识教育培训课程。

3. 环保节能委员会

负责督促落实国家环保节能相关政策的实施，组织员工环保节能意识提升活动，监督公司各单位环保节能指标达成情况。

4. 餐饮健康委员会

负责督促落实国家餐饮健康相关要求的实施，监督公司内部餐饮安全卫生、营养搭配情况，受理员工对餐饮服务的相关建议和意见。

该公司将职业健康监护及工业安全等纳入公司整体工作规划，成立企业健康促进工作小组，制定创建健康促进企业工作计划和相关的制度，每月召开健康促进工作会议，上至总经理下至作业员齐抓共管，各部门相互配合、密切协作，广大员工积极参与，按照工作计划积极开展创建企业健康促进活动。

（四）健康教育与健康促进工作策略

1. 建立广覆盖的健康教育宣传渠道

（1）健康站。负责接待处理员工各类健康问题，组织各类健康教育促进活动，培训各类健康专员。

（2）健康教育促进宣传专栏。张贴相关健康教育促进的海报资料，让员工学习如何养成一个健康的生活习惯。

（3）LED电子宣传屏。在生活区人流高峰期，定期播放健康教育促进相关题材的视频，促使员工逐渐养成健康生活的习惯。

（4）健康网站。定期刊登各种和健康相关的新闻报道及健康养生常识。

（5）广播系统。定期制作健康促进专题报道，对有关健康方面的事件进行报道及日常健康行为习惯的宣传。

（6）健康热线。专设健康热线60120，负责接受员工各种健康问题的咨询。

（7）内刊健康专栏。每期内刊会有专门栏位刊登有关健康方面的常识，员工可以免费领取内刊。

（8）员工一站式服务中心。负责接待员工各类心理健康咨询，并有专员对心理健康有异常的员工进行舒缓开导。

（9）大型图书馆健康书籍专区。专设健康书籍专区，所藏书籍中包含大量有关健康预防、养生减压方面的书籍，员工可以随时前往借阅。

2. 提供全方位的职业健康服务

（1）公司员工除依法享受社会医疗保险待遇外，同时自身疾病社保未报销部分开支可以申请公司内部自保福利，为员工的健康生活提供双重保障。

（2）公司为了让员工能持续了解到自身的身体健康状况，员工入职满一年的，公司每年组织免费体检、重要干部免费体检。

（3）公司秉承"以人为本"的核心价值观，特在生活区设立独立吸烟区，同时提醒所有吸烟的员工，设立吸烟有害健康标识，为了自己和他人的健康，请一起加入戒烟行动。

（4）定期关心员工身心健康，建立健全职业健康检查和监护制度，依法组织和落实员工职业体检，存在职业禁忌证的员工及时安排调岗作业。

（5）每季度邀请专家到公司开展心理健康辅导活动，为有需要的员工提供心理健康咨询答疑服务。

（6）定期开展健康保健活动，如办公室保健指导、视力保健指导等。

（7）定期组织开展职业健康宣传教育培训课堂，如新员工、上岗前、在岗期间、变换岗位前、复岗作业前等课程，定期更新培训教材和内容。

（8）开展有益于员工身心健康的文化、娱乐、健身场所，组织员工参加丰富多彩的文体活动，如进行钓鱼、乒乓球、羽毛球、篮球、手工等有利于身心健康的文体比赛。

（9）定期向员工宣传性病/艾滋病防治/突发疾病预防知识。

（10）安排所有职业危害岗位员工的岗前、岗中、离岗的体检作业及异常复查，所有费用由公司支付，自公司成立以来无一例职业病例发生，制造部门以科为单位配备急救箱，且有急救专职人员管理。

（五）创建成效

以健康教育与健康促进工作为基础，公司环境进一步优化，员工健康水平和技能大大提高。公司被评选为"2013年深圳市工作场所职业卫生管理示范企业"、"××街道工作场所职业卫生管理示范企业"，2015年取得"深圳市健康促进企业"荣誉，2016年获得"广东省健康促进示范单位"荣誉。通过系列健康促进活动，公司未发生职业病和职业危害事件，员工提升了自我保护意识、保健意识和保健常识，在公司健康愉快地生活和工作，员工身体亚健康状况得到明显的控制和下降，健康教育与健康促进工作成效斐然。

参考文献

[1] 郑振佺，霍建勋. 健康教育学 [M]. 北京：科学出版社，2012.

[2] 李霜，张巧耘. 工作场所健康促进理论与实践 [M]. 南京：东南大学出版社，2016.

（鲜　敏、吴礼康）

第六章

中毒应急处置与救治

职业性正己烷中毒是目前主要的职业中毒类病种，病例以群体性、慢性中毒为主。及早识别中毒患者、及时开展中毒现场的应急处置、规范中毒人员的医疗救治，对最大限度保护劳动者的健康具有重大意义。本章主要介绍正己烷职业危害概况、中毒应急处置措施、救治原则等方面的内容。

第一节　正己烷职业中毒发病概况

正己烷为饱和脂肪烃类，其急性毒性分类属低毒类，但因其高挥发性和高脂溶性，且有蓄积作用和对神经系统的毒性，造成中毒人员四肢肌肉萎缩、无力、行走困难、皮肤感觉消失等表现。多方学者建议定为高危害性毒物。因其价格低廉，清洁油污效果良好，在工业企业，尤其在电子、印刷行业广泛使用。2009 年年底中国青年报报道 S 市女工中毒事件调查，以及 2010 年年初中央电视台《焦点访谈》节目播出"无尘车间的怪病"后，正己烷的危害得到越来越多的关注。据对 G 省 S 市 2006～2017 年确诊的职业性正己烷中毒病例资料进行回顾性分析，12 年间共发生职业性正己烷中毒 148 例，均为慢性中毒。其中女性 112 例（占 75.68%），患病年龄中位数 22（17～52）岁，工龄中位数为 7 个月，群发（同一企业同时段病例≥2 例）病例为主（占 86.9%）。群发事件多发生在冬春季节（占 93.2%），散发病例无季节集中现象。发生在电子、印刷行业的患病比例最高（占 89.7%），且以小型私营企业为主，空调密闭无尘车间更易发生。因此，电子、印刷行业中的小型私营企业应成为正己烷危害的重点监控对象，特别是在冬春季高发季节应针对存在空调密闭无尘车间的企业加强宣传、监管，以防群体性正己烷中毒事件发生。

从 2006 年至今，S 市乃至其全省，未见职业性急性正己烷中毒案例报道。但文献上有此报道，在意外情况下，短时间内接触大剂量正己烷可致急性中毒，如 1997 年曾有报道：某油脂厂女工因吸入从管道突然喷漏出来的正己烷溶剂油蒸气而发生中毒，患者感觉头痛、头晕、恶心、呕吐、意识不清、双下肢走路不稳。经治疗后头痛等症状好转。也有报道：1988 年 12 月 30 日，大连化学工业公司职业病防治所收治了 6 名急性正己烷中毒患者。经调查，6 人为大连某油脂厂工人，该厂使用"浸出法"

生产食用油，浸出液的成分主要为正己烷（含量为 74％）。由于豆油浸出器内输油管道堵塞，6 人在未佩戴防护面具的情况下先后进入浸出器清理管道时发生急性中毒，由于抢救治疗及时，住院一段时间后均痊愈出院。

第二节　慢性中毒应急处置措施

职业性慢性正己烷中毒的应急处置需多部门共同努力和配合，依《中华人民共和国职业病防治法》（以下简称《职业病防治法》）的规定，用人单位发生疑似正己烷中毒的情况后，用人单位是责任主体，监管部门负责主导和协调事件的调查和处置，医疗卫生机构负责患者诊断、治疗和信息报告。具体措施内容如下：

一、早发现早报告

医疗卫生部门承担患者救治和信息报告的责任，医疗机构（尤其是社区健康服务中心，简称社康中心）通常是首先发现中毒患者的前沿阵地，是及时控制中毒事件的关键环节之一。当中毒患者自觉身体不适时，一般会到当地医院就诊，接诊医生发现有主诉近期出现四肢乏力、麻木，走路、上楼梯困难的年轻患者来就诊时，一要注意检查肌力，最好安排神经-肌电图检查项目；二要详细问询其职业史，了解是否从事电子或印刷行业的人员，工作中是否接触正己烷（有些有机溶剂，如商标名为白电油、石油醚、洗板水、清洗剂等，通常含有正己烷成分），工作环境的通风状态和同工种人员有无类似症状等情况。如果患者肌力出现了减退表现，有长期的正己烷职业接触史，工作场所采用中央空调通风，车间门窗处于长期关闭，同工种人员有相似症状表现等五种情况，则很可能是一起疑似群体性职业性慢性正己烷中毒事件。

《职业病防治法》第五十条规定：医疗卫生机构发现疑似职业病病人时，应当告知劳动者本人并及时通知用人单位。第七十四条规定：用人单位和医疗机构未按照规定报告职业病、疑似职业病的，由有关主管部门依据职责分工责令限期改正。因此，医务人员在日常诊疗活动中发现疑似正己烷中毒患者时，应按《职业病防治法》的规定，执行"两告知、一报告"的义务。"告知"的方式，相关法规没有统一规定，S市由卫生行政主管部门统一全市《疑似职业病告知卡》（见表6-1），接诊医生负责填写《疑似职业病告知卡》，加盖医疗卫生机构的公章后，同时送达给劳动者和用人单位，这就是"两告知"。"一报告"指接诊医院填写国家卫生计生委制定的《疑似职业病报告卡》（见表6-2），通过邮寄（或传真）方式将此报告卡报送市和用人单位所在地的区级职业卫生监管部门，并建议患者到有职业病诊断资质的机构申请职业病诊断。如果接诊医生对疑似职业性正己烷中毒人员误诊、漏诊或漏报，政府有关部门就不能及时得到正己烷中毒事件的相关信息，将直接影响对中毒事件的应急处置。

表6-1　S市疑似职业病告知卡

编号：

患者姓名		性别		身份证号码	
通信地址				联系电话	
所在单位				联系人	
地址				联系电话	
车间		工种		工龄	
初步结果 （疑似职业 病名称）					
来源	□职业病诊断咨询　　■健康检查　　□门诊 □住院　　　　　　　□其他				
处理意见	■用人单位应当及时安排对疑似职业病病人进行诊断； ■其他				
其他相关信息					

说明：1. 涉及疑似职业病病人及单位信息（含职业接触史）由患者或单位提供，本单位不对其真实性负责；

2. 初步结果应写明疑似职业病名称，在职业病名录中具体的职业病病名前加"疑似"二字。

医疗机构名称（签章）

年　月　日

告知对象：□用人单位　　　□劳动者本人

送达方式：□领取　　　　　□邮寄

签收人：　　　　　　　　　　　　　　　　　　签收日期：　　年　月　日

邮寄地址：　　　　　　　　　　　　　　　　　邮寄日期：　　年　月　日

表 6-2　疑似职业病报告卡

表号：卫计统表

制表机关：国家卫生计生委

批准机关：国家统计局

批准文号：国统制［　　］号

有效期至：

编号：

姓名：　　　　身份证号码：　　　　　　　　　　　联系电话：

卡片序号	省(自治区、直辖市)：××市　　区	
用人单位基本信息	名称　　　　组织机构代码	
	通信地址　　　　　　　　　　　　　　　邮编	
	联系人　　　　　　　　电话	
	经济类型	
	行业	
	企业规模　1 大型□　2 中型□　3 小型□　4 微型□　5 不详□	

性别　1 男□　2 女□　　　　　　　　｜　出生日期

疑似职业病名称：　　　　　　　　　　｜　可能接触的主要职业性有害因素：

统计工种　　　　　　　　　　　　　　｜　专业工龄

信息来源：

职业健康检查■　职业病诊断□　门诊治疗□　住院治疗□　职业病事故□

其他：＿＿＿＿＿＿＿＿

报告单位（盖章）　　　　单位负责人：　　　　　　　填表人：

填表人联系电话：　　　　　　　　　　　　　　　　填表日期：

填报说明：

1. 职业健康检查机构在职业健康检查中发现的健康损害，怀疑为职业病需提交职业病诊断机构进一步确诊的，在出具职业健康检查报告后 30 天内报告此卡。

2. 职业病诊断机构在职业病诊断过程中，无法明确职业病诊断，又无法排除与职业接触有关的，在 15 天内报告此卡。

3. 医疗卫生机构在门诊或住院诊疗过程中，发现的健康损害可能与职业接触有关，并排除其他原因的，在 15 天内报告此卡。

4. 在职业性事故中，劳动者短时间接触大量职业性有害因素，导致急性健康损害的，由救治的医疗卫生机构在 1 天内报告此卡。

5. 同年度 4 月、7 月、10 月和下一年度 1 月 10 日之前完成上一个季度数据的汇总统计分析。

二、现场调查和检测

现场调查和检测的主要目的是查清导致员工中毒的毒物及其来源，以及分析导致员工发生职业中毒的原因。根据《职业病防治法》的规定，由卫生监管部门负责组织协调职业卫生技术机构开展这项工作。调查内容主要包括涉事企业的基本情况、生产工艺流程、使用有机溶剂来源、变更和使用量情况及其 MSDS（化学品安全技术说明书）资料、工作时间、工作场所通风状况、劳动者个人防护设施、中毒人员的"三间"（人群、时间和地点）分布和目前诊疗情况。现场采样检测内容一是对中毒患者的职业接触的有机溶剂采用快速检测，初步判断是否含有正己烷，二是将有机溶剂的采样样品送实验室进行质谱分析，检测其挥发性组分，三是检测事发现场空气中正己烷的浓度。但要注意的是：如果事发现场已停工，门窗已敞开，此时的空气检测结果已不能代表平时员工工作时所接触的正己烷的浓度水平了。

S 市近几年群体性职业性慢性正己烷中毒事故案例，其现场调查情况：

【案例一】2009 年 12 月 18 日至 2010 年 1 月 14 日，S 市 B 区×××有限公司共 30 人因近期出现以四肢乏力、手脚麻木为主的临床表现，到S 市职业病防治院进行诊治，他们自述在该公司包装部从事手机屏幕清洗工作半年多，工作中接触白电油。接诊医生根据他们的临床表现和体查结果，结合职业接触史，诊断疑似职业性正己烷中毒事件，即给劳动者和企业发出了《疑似职业性正己烷中毒的告知卡》，给当地职业卫生监管部门发出了《疑似职业性正己烷中毒的报告卡》。

S 市的 B 区卫生监督所接到疑似职业性正己烷中毒的报告之后，立即组织事故现场应急处置。经调查，发病员工均集中在×××有限公司电子部件清洗包装岗位，工作中接触"白电油"，采"白电油"的样品进行挥发性成分检测，其中含正己烷 35%；该市的 B 区疾病预防中心对事发现场检测，员工工作岗位空气正己烷浓度为：446.1～543.1mg/m³，远超职业卫生接触限值（PC-TWA：100mg/m³）。进一步调查发现，事发车间通风不良，主要是因为产品在工艺上有防尘的要求，车间门窗长期紧闭，采用中央空调送风。由于空调机的新风量不足，从"白电油"中挥发出来的正己烷不能及时排出室外，渐渐积聚在车间内，最后导致群体性职业性慢性中毒事故。2010年1月，经S市职业病防治院诊断为职业性慢性"重度正己烷中毒"10人、职业性慢性"中度正己烷中毒"20人。

【案例二】2012年12月26日至1月10日，S市G区×××电子有限公司有22名员工自行来S市职业病防治院就诊，根据其职业史和临床表现，S市职业病防治院诊断为疑似职业性慢性正己烷中毒，并及时给劳动者和企业发出了《疑似职业性正己烷中毒的告知卡》，给S市和G区的职业卫生监管部门发出了《疑似职业性正己烷中毒的报告卡》。

S市以及G区卫生监督所迅速组织了应急调查。经查，该公司有员工120人，实行两班制，每班正常工作10.5h。主要生产平板电脑触摸屏。生产工艺为：平面玻璃→清洗（除尘）→点胶→预固→擦胶→本固→侧固→擦拭（清洁外观）→品检→包装。产生职业病危害因素的岗位是点胶和擦拭。点胶使用UV硬化接着剂，清洁平板电脑触摸屏使用溶剂的商标为"石油醚"、"丙酮"、"酒精"，事故车间为无尘空调车间，仅一台72.5kW的空调，车间未安装其他通风系统及局部排毒设施，也未安装新风送风系统。该公司从未按《职业病防治法》的规定进行工作场所职业病危害因素检测，也没有安排员工进行职业健康体检。事后，经S市职业病防治院对该公司所使用的溶剂的挥发性成分检测结果证明其"石油醚"、"酒精"中正己烷成分分别为32％和12％。

三、现场措施

《职业病防治法》第六十四条规定：发生职业病危害事故或者有证据证明危害状态可能导致职业病危害事故发生时，安全生产监督管理部门可以采取下列临时控制措施，包括，责令事发现场暂停作业；封存造成职业病危害事故或者导致职业病事故发生的材料和设备；组织控制职业病危害事故现场。如果控制措施不及时或不到位，事态就会越发严重。

例如：2016年9月14日至18日，S市×××光电有限公司陆续有员工分批自行到S市职业病防治院门诊就诊，前后共有9人。主诉多为不同程度的肢体麻木、无力，查体见有不同程度的肌力减弱、腱反射较弱或消失。神经-肌电图提示多发性周围神经损害。据了解，该公司有员工150多人，其中无尘生产车间60人。主要生产智能手机、平板电脑等电容式触摸屏，患者主要工作为手工使用"石油醚"、"酒精"等有机溶剂在无尘车间内擦拭触摸屏。根据他们的职业接触史，结合其临床表现，接诊医生高度怀疑是一起职业性群体性正己烷中毒，及时完成了"两告知、一报告"工作。但当时，当地相关监管部门收到报告信息后未能采取切实有效的控制措施，导致事态扩展。两个多月后，即 2016 年 12 月 7 日，全公司疑似中毒患者增至 50 多人。引起了上级相关部门的高度重视，S 市的职业卫生监管部门组织了 S 市职业病防治院的专家深入事故现场，采集工作现场的"石油醚"、"酒精"和"解胶剂"进行挥发性有机组分分析显示："石油醚"中正己烷成分为 20.4％，"酒精"中正己烷成分为 10.5％，"解胶剂"中正己烷成分 2.7％，立即要求该公司停产整改，整改措施包括更换不含正己烷酒精替代原来使用的清洁剂并对其采购环节加强管控，改善场所的通风条件等。

四、应急体检

发生了职业病危害事件后，组织对同样接触职业危害但尚未发病的员工进行应急职业健康检查，是及时发现潜在的健康损害、是控制中毒事件的重要措施之一。根据《职业健康监护技术规范》（GBZ 188）的规定，正己烷接触的健康检查内容：

1. 症状询问

重点询问周围神经病、糖尿病病史及相关症状。

2. 体格检查

（1）内科常规检查；
（2）神经系统常规检查及肌力、共济运动检查。

3. 实验室和其他检查

（1）必检项目：血常规、尿常规、血清 ALT、血糖、心电图；
（2）选检项目：神经-肌电图。

事实上，能够保证体检质量的关键措施是将神经-肌电图作为必检项目。因为近期的两宗群体性正己烷中毒事件，涉事企业在事发前两个月或事件发生后组织了针对正己烷接触的在岗期间职业性健康检查和应急体检，体检机构是取得了职业性体检资质的民营机构，但均没有发现疑似正己烷中毒人员。由于没有及时发现早期的中毒病例，影响了对事件预防控制，造成了严重不良后果。事后检查发现：员工的体检内容中无神经-肌电图项目。而该项目是评价受检者四肢周围神经的客观指标，是职业性正己烷诊断标准中的关键参考指标。

4. 及时安排中毒患者至专科医院住院救治

及时安排职业性慢性正己烷中毒人员到专科医院治疗，是保障中毒患者能够及时治愈、顺利康复的重要环节。医疗卫生系统中的职业病防治院、所是治疗职业病的权威机构。个别涉事企业，企图隐瞒发生职业病事件的事实，将中毒员工送至外地的医院（通常是民营医院）或分散送至周边的关系好的镇区医院治疗，由于其专业水平的限制，很可能将延误中毒患者的及时有效治疗，导致中毒患者出现后遗症，对患者个人、家庭、社会均带来沉重负担。

第三节　慢性正己烷中毒救治原则

一、脱离接触

患者应尽早脱离与正己烷的接触，及时接受治疗。

二、中西医综合疗法

本病无特效解毒药物，主要进行对症治疗。保证患者有足够的营养，给予 B 族维生素、能量合剂、神经生长因子（ATP、GTP）注射，活血化瘀、通络补肾的中药，辅助针灸、理疗和四肢运动功能训练等。

三、其他处理

肢瘫痪严重者，应加强护理，维持肢体功能位置，注意预防褥疮。"轻度"中毒者治愈后可重返原工作岗位，"中度"及"重度"中毒患者治愈后不宜再从事接触正己烷以及其他可引起周围神经损害的工作。

第四节　急性中毒应急救援与处置

当工作人员在短时间内接触大量的含有正己烷的有机溶剂时，可发生急性中毒事故，急性中毒的常见有：头胀、头痛、恶心、胸闷、四肢乏力、甚至有意识不清等醉酒样症状，严重者可发生化学性肺炎和肺水肿，甚至迅速发生昏迷。发生此类情况通常是工作场所发生了意外事故，正己烷大量泄漏所致。根据《正己烷职业危害防护导则》（GBZ/T 284—2016）的精神，急性中毒应急处理与救援的主要内容：

一、基本原则

（1）发生正己烷泄漏事故时，立即报告企业相关部门，启动应急预案；

（2）作业人员应迅速撤离至安全区，并对污染区进行隔离，严格限制人员进入；

（3）应迅速切断火源，尽可能切断泄漏源，防止流入下水道、排洪沟等密闭空间；

（4）不准许无防护救援；

（5）密闭空间尽可能施行非进入救援；

（6）事故现场应设立警示标识和警戒线。

二、应急救援预案

有可能发生急性正己烷职业危害（如存在泄漏的可能或大量使用时）的用人单位应建立应急救援机制、设立救援组织、配备应急救援人员、制定应急救援预案。应急救援预案应明确责任人、组织机构、事故发生后的疏通路线、紧急集合点、技术方案、救援设施的启动和维护、医疗救护方案等。一年至少演练一次，做好记录。

三、应急救援设施

（1）有可能发生急性正己烷职业危害（如存在泄漏的可能或大量使

用时）的工作场所应设置报警装置，配置现场急救用品、个人防护用品。

（2）有可能发生急性正己烷职业危害的工作场所应配置冲洗设备，如提供应急冲淋装置和洗眼器。

冲洗设备应取用方便，且不妨碍工作，保证发生事故后能在 10s 内得到冲洗。冲洗用水应安全并保证其持续流动，设置冲洗设备的场所应有明显的标识，醒目易找。

（3）有可能发生急性正己烷职业危害的工作场所应设置应急撤离通道与必要的泄险区。

四、应急处置

（1）应急救援人员应佩戴自给正压式呼吸器，穿消防防护服。

（2）少量泄漏：用沙土或其他不燃材料吸附或吸收。也可用不燃性分散剂制成的乳液刷洗，洗液稀释后排入废水系统。大量泄漏：构筑围堤或挖坑收容，用泡沫覆盖，抑制蒸发。用防爆泵转移至槽车或专用收集器内，回收或运至废物处理场所处置。对泄漏容器的密封可用蛭石、干沙土、水泥粉等。

（3）发生正己烷职业危害的事故现场警示标识的设置。根据正己烷泄漏可能影响的范围，将事故现场划分为热区、温区、冷区，分别用红色、黄色、绿色警示线加以分隔。

五、现场病人应急救护

（1）呼吸：如果接触者吸入大量正己烷，应迅速移至空气新鲜处，保持呼吸道畅通，注意保暖和休息。如呼吸困难，给输氧；如呼吸停止，立即进行人工呼吸，并尽快就医。

（2）眼部：应立即提起眼睑，用流动清水或生理盐水冲洗 15min，及时就医。

（3）皮肤：应立即脱去受污染的衣服，并用肥皂和清水彻底清洗污染的皮肤，及时就医。

（4）吞入：应立即饮足量温水，催吐，并立即就医。

参考文献

[1] 中华人民共和国卫生和计划生育委员会. GBZ/T 284—2016 正己烷职业危害防护导则 [S]. 北京：中国标准出版社，2016.

[2] 李艳梅，李素云，姚玉春，等. 急性正己烷中毒后遗症 1 例报告 [J]. 中国工业医学杂志，1997，10 (2)：127.

[3] 朱汝慧，姚玉莲. 急性正己烷中毒 6 例报告 [J]. 化工劳动保护（工业卫生与职业病分册），1990，11 (1)：12.

（何　坚、冯文艇）

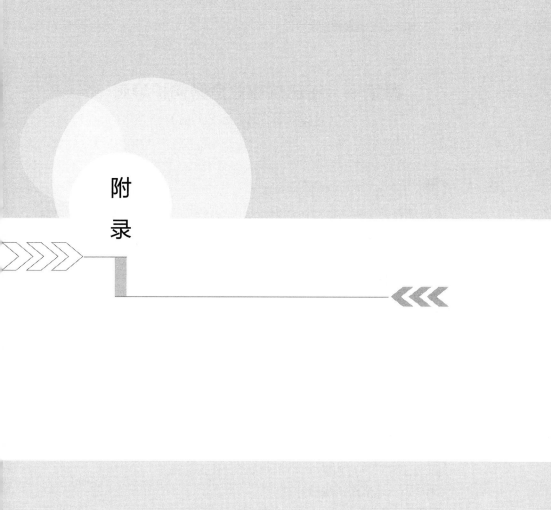

附

录

附录一　正己烷职业危害防护导则

（GBZ/T 284—2016）

1　范围

本标准规定了正己烷职业危害防护的基本要求、职业接触的危害识别与风险评估、风险控制以及应急处理与救援等内容。

本标准适用于存在正己烷职业接触的用人单位，也适用于职业卫生监督管理部门与职业卫生技术服务机构。

2　规范性引用文件

下列文件对于本文件的应用是必不可少的。凡是注日期的引用文件，仅注日期的版本适用于本文件。凡是不注日期的引用文件，其最新版本（包括所有的修改单）适用于本文件。

GB/T 11651　个体防护装备选用规范

GB 14866　个人用眼护具技术要求

GB/T 16180　劳动能力鉴定 职工工伤与职业病致残等级

GB/T 18664　呼吸防护用品的选择、使用与维护

GB 50073　洁净厂房设计规范

GBZ 1　工业企业设计卫生标准

GBZ 71　职业性急性化学物中毒的诊断　总则

GBZ 84　职业性慢性正己烷中毒诊断标准

GBZ 158　工作场所职业病危害警示标识

GBZ 159　工作场所空气中有害物质监测的采样规范

GBZ/T 160.38　工作场所空气有毒物质测定 烷烃类化合物

GBZ 188　职业健康监护技术规范

GBZ/T 194　工作场所防止职业中毒卫生工程防护措施规范

GBZ/T 195　有机溶剂作业场所个人职业病防护用品使用规范

GBZ/T 205　密闭空间作业职业危害防护规范

GBZ/T 224　职业卫生名词术语

GBZ/T 225　用人单位职业病防治指南

3　术语和定义

GBZ/T 224 界定的以及下列术语和定义适用于本文件。

3.1　指定防护因数 assigned protective factor；APF

一种或一类适宜功能的呼吸防护用品，在适合使用者佩戴且正确使用的前提下，预期能将空气污染物浓度降低的倍数。

4　职业危害防护的基本要求

4.1　正己烷职业危害防护基本要点

正己烷是一种饱和脂肪烃类毒物。因其具有高挥发性和高脂溶性，可在体内蓄积并侵害神经系统而导致职业性急性或慢性中毒。慢性正己烷职业中毒的特点是隐匿而缓慢，常呈群发性。在使用除污清洁剂或有机黏合剂前应明确其成分或挥发性组分，不应在密闭空调等通风不良的环境下安排劳动者从事接触正己烷工作或连续加班工作。

4.2　用人单位基本职责

4.2.1　应设置职业卫生管理机构（组织），配备专（兼）职的职业卫生管理人员并接受职业卫生培训。按照《职业病防治法》要求建立职业病防治责任制并依法申报职业病危害项目。

4.2.2　应开展职业病防治工作，保护劳动者健康。具体办法可参照 GBZ/T 225。

在控制和消除职业病危害方面，应做好以下工作：

a）在建设项目可行性论证阶段，应向安监部门提交职业病危害预评价报告。涉及职业病危害严重的建设项目，除分别提供职业病危害预评价报告、职业病防护设施设计专篇和职业病危害控制效果评价外，还必须满足职业病防护设施现场验收条件，每三年至少进行一次职业病危害现状评价。

b）应委托取得相应资质的职业卫生技术服务机构，按照 GBZ 159 和 GBZ/T 160.38 要求对工作场所空气中正己烷每年至少进行一次检测和评价。对不符合国家职业卫生标准和卫生要求的工作场所应立即采取相应的治理措施，确保其符合职业健康环境和条件的要求。

c）在工作场所醒目位置应设置公告栏、警示标识和警示说明，使进入人员知悉工作场所存在的正己烷职业的危害后果和防护措施。警示标识的设置应符合 GBZ 158 的规定。

d）制定正己烷职业危害防护设施维护制度，由专（兼）职人员定期进行维护、检修，确保正己烷职业危害防护设施处于正常工作状态。

e）应建立、健全职业卫生培训和个人防护用品发放使用管理制度。应对劳动者进行上岗前、在岗期间的职业卫生相关知识培训，确保劳动者具备必要的职业卫生知识，能正确使用正己烷职业危害防护设备和个人防护用品。按照 GBZ/T 195、GB/T 11651、GB/T 18664 的要求为劳动者配备有效的个人防护用品并督促劳动者正确使用和维护。

f）应建立、健全职业健康监护制度。按照 GBZ 188 的规定委托具有相应资质的医疗卫生机构进行职业健康检查。

g）应建立、健全正己烷职业危害卫生档案和劳动者健康监护档案。

4.3　经费保障

应确保正己烷职业危害防治管理必要的经费投入，为正己烷接触者缴纳工伤保险费。

4.4　应急救援

应建立、健全正己烷职业危害应急救援预案并进行演练。

4.5　急性事故

若有急性正己烷职业危害事故发生，应按 GBZ 71 的规定执行。

5　职业接触的危害识别与风险评价

5.1　职业接触的危害识别

5.1.1　接触场所和溶剂

5.1.1.1　印刷、五金、电子等行业：除污清洁剂。

5.1.1.2　皮革鞋业：黏合剂。

5.1.1.3　油漆行业：稀释剂。

5.1.1.4　黏胶剂制品业：制造、使用。

5.1.1.5　日用化学产品制造业：花香溶剂萃取。

5.1.1.6　食品制造业：粗油浸出。

5.1.1.7　石油加工业：催化重整。

5.1.1.8　塑料制造业：丙烯溶液回收。

5.1.1.9　其他可能存在正己烷的工作场所：如使用白电油、石油醚、粉胶、天那水、去渍油、开胶水、开油水等溶剂的作业。

5.1.2 识别方法

5.1.2.1 通过资料来掌握正己烷的基本信息（包括物质鉴别、外观和气味、物理化学性质、反应性和接触限值等）。

5.1.2.2 正己烷接触机会识别，包括：

a）用人单位应组织工程、生产、环境与安全、职业病防治等人员对生产工艺流程、使用的原材料、涉及工人数量、可能进入人体的途径、现场可见的情况等进行分析，确定在生产、运输、包装和使用正己烷时产生危害的工种与岗位；

b）用人单位在采购诸如除污清洁剂、黏合剂、稀释剂等溶剂时，应要求供应商提供合格的化学品安全技术说明书（MSDS）和挥发性组分检测报告原件，以确定这些溶剂是否含有正己烷；

c）用人单位在使用不明化学成分的溶剂时应进行抽样分析，以确定挥发性气体中是否含有正己烷；

d）查阅工作场所检测报告；

e）应重点关注以往发生过正己烷中毒的生产环节或工作岗位；

f）其他途径，如监督管理部门的监督意见和技术服务机构的建议、专业文献等。

5.1.3 主要接触人群和高危人群

5.1.3.1 主要接触人群包括：

a）使用正己烷作为除污清洗剂、黏合剂、稀释剂和萃取浸提剂的劳动者；

b）生产、运输、包装和存储正己烷的劳动者；

c）上述人员周围的劳动者可能间接接触正己烷。

5.1.3.2 高危人群识别：

a）应安排劳动者在上岗前、在岗期间和离岗时进行职业健康检查。按 6.7 要求判断劳动者是否适合正己烷工作；

b）若发现劳动者萎靡不振，四肢末端感觉异常，进而有握拳不力、难提重物，尤其是上楼梯困难、行走无力等下肢受累较重现象，出现以多发性周围神经损害为主的临床表现，应立即调离原岗位，并安排职业健康检查与治疗。特别是空调环境或密闭空间使用正己烷时应更加给予高度关注。

5.1.4 接触途径

在从事职业活动时，正己烷主要以蒸气形式经呼吸道吸收，亦可经皮肤和（或）眼睛黏膜、胃肠道直接接触进入人体。

5.2 风险评估内容

5.2.1 正己烷在生产、运输、包装、存储和使用等工作场所的逸散范围。

5.2.2 产生最大浓度的时间段。

5.2.3 可能接触正己烷的劳动者及数量。

5.2.4 接触量的影响因素，包括工作场所布局、运输或转运的密闭化和自动化情况、职业安全卫生操作规程、工作场所的清洁与整理、个人防护用品与防护设施的适用性、数量及其运行和使用状况等。

5.2.5 用人单位、职业卫生管理人员和劳动者有关正己烷危害防护知识及职业卫生安全操作规程的掌握和职业卫生培训情况。

5.2.6 现行的职业接触风险控制措施的运行情况以及是否需要采取新的预防措施。

5.2.7 现有劳动者的健康状况和历年接触正己烷作业工人职业健康检查结果。

5.2.8 其他方面，如历年来发生正己烷职业中毒的情况等。

6 风险控制

6.1 一般原则

遵循职业病防治的优先等级原则，首先是消除风险，其次是工程控制、管理措施和行为控制，最后是个人防护与职业健康监护，可参照附录A检查。

6.2 寻找替代品

采用其他低危险物质如医用酒精、异丙醇、正庚烷替代正己烷，从源头上尽量消除或降低风险。或选用正己烷含量较少的溶剂，保证工作场所空气中正己烷浓度符合职业接触限值的要求。

6.3 工程控制

6.3.1 密闭隔离

6.3.1.1 应按照 GBZ 1 的规定合理布局生产工艺，产生正己烷的作业尽量与其他作业分开，生产区域与非生产区域要有明显的标识。

6.3.1.2 应设置防护设施。优先采取机械化、自动化、密闭化与远程操作，避免直接接触。对卫生防护工程设计与施工应选择具备相应资质的单位，防护设施应是检验合格的产品。

6.3.1.3 地面可使用 PVC 等材料，保持地面平整，防止溶液的渗漏。

6.3.2 合理通风

6.3.2.1 局部通风：对生产工艺要求应在同一条生产线上操作，应做好局部通风排毒措施，不危害周围劳动者。应在产生正己烷的作业岗位安装局部机械吸风装置，局部机械吸风系统排气罩的设置应遵循形式适宜、位置正确、风量适中、强度足够、检修方便的设计原则，罩口风速或控制风速的设计应足以将发生源产生的正己烷排出，确保达到高捕集效率。吸风罩的安装应遵循以下原则：密（尽可能密闭）、近（尽量靠近正己烷的发生源）、通（要有足够的排风量）、顺（气流的组织方向要和有害物的散发相适应）、便（便于工人操作和检修），见附录 B。

6.3.2.2 使用机械通风：采用机械动力进行通风，要注意气流通道之间不应有障碍物，保持适当气流速度以防发生涡流。污染空气排出路径不应流经劳动者。

6.3.2.3 使用自然通风：可通过门窗与屋顶天窗进行自然通风。如达不到预期效果，可在屋顶安装排气扇或排风导向板以提高空气流速。当通过天窗排出时，屋顶应避免设置机械通风进风口。

6.3.2.4 采取集中空调系统的工作场所，其换气量除能保持冷、热调节外，其新风量不低于每人 40m³/h。按照 GB 50073 规定执行。

6.3.3 事故排风

可能突然产生大量正己烷的工作场所，应设置事故排风装置，事故排风宜由经常使用的排风系统和事故排风的排风系统共同保证。事故排风量应根据工艺资料计算确定。当缺乏资料时，换气次数每小时不应少于 12 次。事故排风的设置可参照 GBZ/T 194 的要求。

6.3.4 净化处理

排出到外环境的空气应净化处理，不应影响其他用人单位、劳动者和周围居民。若直接排入大气时，应引至屋顶以上 3m 高处；若邻近建筑物高于本车间时，应加高排放口高度。

6.3.5 通风测试

应包括风量、风速、净化效率、全面通风换气量的测定，各项计算公式可参照 GBZ/T 194 的要求。

6.4 管理措施

6.4.1 供应商应做到：

a）应有相应资质保证供应产品真实可靠，产品可溯源；

b）应提供合格物质安全数据说明书（MSDS）和挥发性组分检测

报告。

6.4.2 可能存在或产生正己烷职业危害的设备、正己烷溶剂包装应有警示标识和中文警示说明。警示标识包括当心中毒、戴防毒面具、注意通风。警示说明应当载明正己烷的特性、职业危害、安全使用注意事项以及应急救治措施等内容。

6.4.3 定期维护并检测卫生防护设施，确保其处于正常状态，不应擅自拆除或者停止使用。

6.4.4 应在班前检查防护设施的有效性，在班中观察防护设施是否正常运行。

6.4.5 应及时盖好盛装正己烷的容器，不应在车间分装正己烷溶剂和使用敞开式（如大口茶杯）容器盛装正己烷溶剂来清洗物件，应使用金属盖压口的环保压壶来压取正己烷溶剂，对蘸有正己烷的擦洗布使用后要及时收集和处理，以降低空气中正己烷的浓度，降低风险。

6.4.6 在午间休息或下班后，在保证产品质量不受影响的情况下，将生产区域门窗打开，保持自然通风，降低正己烷浓度。

6.4.7 应定期检测工作场所空气中正己烷的浓度。

6.4.8 曾罹患过正己烷中毒的人员，不宜再安排从事正己烷相关的工作。

6.4.9 对存在正己烷职业危害项目，应采用以下方式告知劳动者：

a）合同告知：与正己烷接触者签订的劳动合同中应载明接触正己烷可能产生的职业危害及其后果、职业病防护措施和待遇。

b）培训告知：正己烷接触者在上岗前、在岗期间应进行培训，培训中应告知正己烷的危害、防护措施以及应急救援步骤。

c）体检告知：正己烷接触者职业健康检查结果告知。按 GBZ 188 规定进行的职业健康体检的结果应及时书面通知劳动者，并对体检中存在的问题如实地告知并做好解释，让劳动者明白体检结果。

d）警示告知：存在正己烷职业危害的工作场所与储存场所应设置警示标识。设置的位置包括宣传栏、工作场所入口处以及工作场所醒目位置。岗位密集的工作场所每 3 个岗位设置 1 个，分散的岗位每个作业点均应设置。标识的尺寸大小与安装高度应符合 GBZ 158 的规定。在有可能发生急性中毒事故的醒目位置，公布急性正己烷中毒事故应急救援措施。

e）公告栏告知：在醒目位置公布有关正己烷职业危害防护的规章制度、操作规程、监测与评价结果。

f）工伤告知：工伤申报程序和工伤保险待遇告知。应通过公告栏、合同、书面通知或其他有效方式告知正己烷接触者工伤范畴、工伤申报程序及工伤保险待遇等相关内容，可参照 GB/T 16180。

6.5 行为控制

6.5.1 劳动者应注意个人卫生习惯，操作时尽量减少正己烷的逸散和接触时间，避免皮肤接触；在工作场所不应进食、饮水和吸烟。

6.5.2 与正己烷工作场所无关的劳动者不可进入正己烷工作场所。如进入，应佩戴有效的个人防护用品。

6.5.3 不应在存放和使用正己烷的场所周边抽烟，以避免火灾发生，不宜把正己烷带出生产区域。

6.5.4 不应将正己烷用于生产以外的其他用途，如用正己烷清洗衣服、家具、皮肤等。

6.6 个人防护及管理

6.6.1 若危险源不能消除，工程控制达不到要求，应使用个人防护用品。

6.6.2 按 4.2.2.e) 的要求配备个人防护用品，个人防护用品应有生产许可证、劳安标识（LA）与合格证。

6.6.3 正己烷侵入人体的主要途径为呼吸道、眼睛和皮肤，应重点考虑这些部位的防护。若操作不当，则按照 7.5 现场病人医疗救护的要求处理。

不同的部位应采取不同的方式防护：

a）呼吸防护：进入正己烷有害环境前，应先佩戴好呼吸防护用品。对于密合型面罩，使用者应先做佩戴气密性检查，以确认密合。在有害环境作业的人员应始终佩戴呼吸防护用品。当使用呼吸防护用品过程中感到异味、咳嗽、刺激、恶心等不适症状时，应立即离开有害环境，并应检查呼吸防护用品，确定并排除故障后方可重新进入有害环境；若无故障存在，应更换有效的过滤元件，可参考附录 B。

b）眼部防护：正己烷有可能飞溅到眼睛时，应配备符合 GB 14866 规定的眼部护具。

c）手部防护：不应徒手接触正己烷，应佩戴氟橡胶或腈橡胶防护指套或手套，防护手套检查方法：向手套内吹气，用手捏紧套口，观察是否漏气，若漏气则不能使用。

6.6.4 用人单位应培训和督促正己烷接触者正确使用和保管个人防护用品。应让劳动者学会正确佩戴、使用和维护个人防护用品。

6.6.5 用人单位在发放个人防护用品时应做相应的记录，包括发放时间、工种、个人防护用品名称、数量、领用人或代领人签字等内容。

6.6.6　及时维护并定期检测个人防护用品，若失效则应及时更换，可参照 GBZ/T 195。

6.6.7　正己烷独立操作间的门口应配置个人防护用品，如呼吸防护器、眼罩等。

6.7　职业健康监护

6.7.1　职业健康监护人群包括 5.1.3 列出的劳动者。

6.7.2　职业健康检查包括上岗前、在岗期间、离岗时职业健康检查。用人单位应组织正己烷接触者进行上岗前（新录用、变更工作岗位或工作内容）、在岗期间、离岗时职业健康检查。发生正己烷应急事故时，尚应进行应急职业健康检查。离岗时职业健康检查项目参照在岗期间职业健康检查。未进行离岗时职业健康检查，不应解除或者终止劳动合同。体检费用由用人单位承担，体检项目与周期应符合 GBZ 188 的要求。

6.7.3　劳动者如患有多发性周围神经病、糖尿病等职业禁忌，则不应从事正己烷作业。

6.7.4　职业性急性正己烷中毒、慢性正己烷中毒患者的处理原则执行 GBZ 71 与 GBZ 84。

6.7.5　劳动者应与用人单位职业卫生管理人员合作，参加职业健康检查。

6.7.6　应完善劳动者职业健康检查档案管理。

7　应急处理与救援

7.1　应急处理与救援的基本原则

7.1.1　发生正己烷泄漏事故时，立即报告企业相关部门，启动应急预案。

7.1.2　作业人员应迅速撤离至安全区，并对污染区进行隔离，严格限制人员进入。

7.1.3　应迅速切断火源。尽可能切断泄漏源，防止流入下水道、排洪沟等密闭空间。

7.1.4　不准许无防护救援。

7.1.5　密闭空间尽可能施行非进入救援，参见 GBZ/T 205。

7.1.6　中毒事故现场应设立警示标识和警戒线。

7.2　制定应急救援预案

有可能发生急性正己烷职业危害（如存在泄漏的可能或大量使用时）的用人单位应建立应急救援机制、设立救援组织、配备应急救援人员、制定应急救援预案。应急救援预案应明确责任人、组织机构、事故发生后的疏通路线、紧急集合点、技术方案、救援设施的启动和维护、医疗救护方案等。一年至少演练一次，做好记录。

7.3　应急救援设施

7.3.1　有可能发生急性正己烷职业危害（如存在泄漏的可能或大量使用时）的工作场所应设置报警装置，配置现场急救用品、个人防护用品。

7.3.2　有可能发生急性正己烷职业危害的工作场所应配置冲洗设备，如提供应急冲淋装置和洗眼器。冲洗设备应取用方便，且不妨碍工作，保证发生事故后能在 10s 内得到冲洗。冲洗用水应安全并保证其持续流动，设置冲洗设备的场所应有明显的标识，醒目易找。

7.3.3　有可能发生急性正己烷职业危害的工作场所应设置应急撤离通道与必要的泄险区。

7.4　应急处置

7.4.1　应急救援人员应佩戴自给正压式呼吸器，穿消防防护服，参见附录 B。

7.4.2　少量泄漏：用沙土或其他不燃材料吸附或吸收。也可用不燃性分散剂制成的乳液刷洗，洗液稀释后排入废水系统。大量泄漏：构筑围堤或挖坑收容，用泡沫覆盖，抑制蒸发。用防爆泵转移至槽车或专用收集器内，回收或运至废物处理场所处置。对泄漏容器的密封可用蛭石、干沙土、水泥粉等。

7.4.3　正己烷燃烧产物为一氧化碳和二氧化碳。灭火方法是用喷水冷却容器，用泡沫、干粉、二氧化碳等灭火剂灭火。处在火场中的容器若发生声响，周围人员应立即撤离。

7.4.4　发生正己烷职业危害的事故现场警示标识的设置。根据正己烷泄漏可能影响的范围，将事故现场划分为热区、温区、冷区，分别用红色、黄色、绿色警示线加以分隔。

7.5　现场病人的医疗救护

7.5.1　呼吸：如果接触者吸入大量正己烷，应迅速移至空气新鲜处，保持呼吸道畅通，注意保暖和休息。如呼吸困难，给输氧；如呼吸停止，立即进行人工呼吸，并尽快就医。

7.5.2　眼部：应立即提起眼睑，用流动清水或生理盐水冲洗 15min，及时就医。

7.5.3　皮肤：应立即脱去受污染的衣服，并用肥皂和清水彻底清洗污染的皮肤，及时就医。

7.5.4 吞入：应立即饮足量温水，催吐，并立即就医。

附录 A
（规范性附录）
工作场所正己烷职业安全卫生防护检查表

A.1 正己烷检查表的内容与使用

工作场所正己烷职业安全卫生防护检查表包含 7 个方面，分别是正己烷使用、储存和运输；工厂布局、通风与照明；机械安全；工作场所职业危害控制；辅助设施；应急准备与处理以及职业安全卫生管理，见表 A.1～表 A.7。在使用这个检查表时首先对工作场所进行巡检，然后按照检查表上的每个问题，寻找适宜的解决方法，并回答"是否要采取行动"。如果已采用或不需要采用该项措施，选择"否"；如果认为该项措施值得实施，选择"是"；在"备注"下写出应当采取措施的建议和位置，最后根据检查表上的要求检查后，对所有回答"是"的问题依据其重要性，确定需要"优先解决"的问题。

表 A.1　正己烷使用、储存和运输

序号	检查内容	是否要采取行动	备注
1	检查和评估化学品中是否含有正己烷,常见的含有正己烷的化学品有白电油、去渍油、石油醚、清洗剂、稀释剂、开油水、抹机水等,尽量选择正己烷含量少、无毒或低毒的化学替代品	□是　　　　□否 □会优先解决	
2	分装正己烷等化学品后应贴标签,标签不明的化学品,应指定一个名称	□是　　　　□否 □会优先解决	
3	暂不需要的化学品应密封后放置于工作场所的货架上或存放于仓库	□是　　　　□否 □会优先解决	
4	化学品应分类储存于仓库并作好记录。与供货商建立良好的供货关系,实行正己烷"零"库存为最理想	□是　　　　□否 □会优先解决	
5	在正己烷的运输和贮存中应尽量采取密闭化和自动化运输,避免手工搬运,确保其包装完整	□是　　　　□否 □会优先解决	

表 A.2 工厂布局、通风与照明

序号	检查内容	是否要采取行动	备注
1	总平面布置功能分区要明确,生产区与办公区、生活区要隔开	□是　　□否 □会优先解决	
2	储存或使用正己烷的区域应通风良好,进风口应设在室外空气清洁处	□是　　□否 □会优先解决	
3	正己烷逸散高风险区应加设局部排风系统	□是　　□否 □会优先解决	
4	正己烷作业岗位工作台设计应符合人机工效学原理,提高生产效率	□是　　□否 □会优先解决	

表 A.3 机械安全

序号	检查内容	是否要采取行动	备注
1	操作按钮要用中文标注,紧急按钮要醒目	□是　　□否 □会优先解决	
2	停电检修设备,闸刀开关上要挂警示牌	□是　　□否 □会优先解决	
3	进入密闭空间从事正己烷作业要办理作业票,密闭空间外应有人监护,以防不测	□是　　□否 □会优先解决	

表 A.4 工作场所职业危害控制

序号	检查内容	是否要采取行动	备注
1	工作场所中正己烷进入人体的途径和预防措施要告知劳动者,在正己烷作业岗位设置醒目的警示标识	□是　　□否 □会优先解决	
2	定期检测和评估工作场所正己烷的浓度,如有超标,及时治理,消除隐患	□是　　□否 □会优先解决	
3	按国家要求对正己烷作业劳动者进行职业健康检查	□是　　□否 □会优先解决	
4	对不同岗位正己烷的接触情况进行评估,制订个人防护用品计划	□是　　□否 □会优先解决	
5	有正己烷接触的工人,应使用安全有效的个人防护用品	□是　　□否 □会优先解决	
6	工作场所禁止进食、吸烟和饮水,饭前班后要洗手	□是　　□否 □会优先解决	
7	对孕期、产期、哺乳期间的女工采取特殊保护措施,及早调离正己烷作业岗位	□是　　□否 □会优先解决	

表 A.5 辅助设施

序号	检查内容	是否要采取行动	备注
1	在工作场所附近设置适宜的休息场所和饮食场所	□是　　□否 □会优先解决	
2	设立厕所和盥洗间,保证工人进食、饮水前洗手洗脸	□是　　□否 □会优先解决	
3	在工作场所设立存物柜和更衣室,不应将工作服穿回家	□是　　□否 □会优先解决	

表 A.6 应急准备与处理

序号	检查内容	是否要采取行动	备注
1	制订正己烷应急预案,并进行评估和定期演练	□是　　□否 □会优先解决	
2	按企业规模配备相应的急救人员及应急救援说明书,并与附近医院建立医疗救援关系	□是　　□否 □会优先解决	
3	工作场所设置正己烷监测报警装置,经常性组织劳动者查找职业安全卫生隐患	□是　　□否 □会优先解决	
4	及时清除障碍物,确保紧急撤离通道畅通	□是　　□否 □会优先解决	
5	工作场所按要求配备足够的灭火器、喷淋设备及应急救援个人防护用品,并教会劳动者使用	□是　　□否 □会优先解决	
6	发生危害事故时,在依法控制和急救的同时应立即向上级部门报告,现场设立警示标识和警戒线	□是　　□否 □会优先解决	

表 A.7 职业安全卫生管理

序号	检查内容	是否要采取行动	备注
1	投资办厂前要做好职业病危害评价和安全评价,使安全卫生有保障	□是　　□否 □会优先解决	
2	实行法人代表负责制,制定职业病防治目标和职业安全卫生管理制度	□是　　□否 □会优先解决	
3	设置或指定职业卫生管理机构或组织,配备职业安全卫生专(兼)职人员	□是　　□否 □会优先解决	
4	按岗位制订正己烷职业安全卫生操作规程,对劳动者进行培训并实行监督	□是　　□否 □会优先解决	
5	建立职业病危害防护设施维护制度,确保职业病防护设施正常运行	□是　　□否 □会优先解决	
6	建立健全职业卫生档案,定期组织职业安全卫生检查与评估,不断改进职业安全卫生环境	□是　　□否 □会优先解决	
7	为劳动者建立健全职业健康监护档案	□是　　□否 □会优先解决	
8	确保职业危害防治管理必要的经费投入,为正己烷接触者缴纳工伤保险费	□是　　□否 □会优先解决	

附录 B

（规范性附录）

正己烷预防与控制信息

B.1 呼吸防护用品的选择

B.1.1 如工作场所正己烷浓度低于其立即威胁生命或健康的浓度（IDLH）值 $3883mg/m^3$，应根据其职业接触限值，计算危害因数，并选择 APF 大于危害因数的呼吸防护器。

B.1.2 正己烷属于有机蒸气类污染物，若选择佩戴过滤式呼吸防护用品，应配备 A 型滤毒罐或滤毒盒，关于滤毒罐或滤毒盒的使用寿命可向制造商了解。若工作环境为混合气体环境，防护用品选择可按 GB/T 18664 执行。

B.1.3 如工作场所正己烷浓度大于或等于 IDLH 值 $3883mg/m^3$ 时，或浓度未知，或缺氧，或无法确定是否缺氧时，选择的呼吸防护器有：配全面罩的正压式携气式呼吸防护用品；在配备适合的辅助逃生型呼吸防护用品前提下，配全面罩或送气式头罩的正压供气式呼吸防护用品。

B.1.4 根据正己烷作业环境选择呼吸防护方法见表 B.1。

表 B.1 根据正己烷作业环境选择呼吸防护方法表

有害环境		使用的呼吸防护用品种类												
		隔绝式								过滤式				
		携气式				供气式					送风过滤式			自吸过滤式	
		正压式		负压式		正压式			负压式		防毒			防毒	
		H	F	H	F	H	T	L	H	F	H	T	L	H	F
氧气浓度未知		—	√	—	—	—	√①								
缺氧：氧气浓度<19.5%		—	√	—	—	—	√①								
正己烷浓度未知		—	√	—	—	—	√①								
正己烷浓度≥3883mg/m³ 的环境		—	√	—	—	—	√①								
正己烷气体浓度 /(mg/m³)	<1800	√	√	√	√	√	√	√	√	√	√	√	√	—	√
	<3883	√	√	—	—	√	√	√	—	—	√	√	√	—	√

① 辅助逃生型呼吸防护用品应适合正己烷 IDLH 浓度（$3883mg/m^3$）的环境性质。例如：在正己烷浓度未知、是否缺氧及缺氧环境下，选择的辅助逃生型呼吸防护用品应为携气式，不允许使用过滤式；在不缺氧，但正己烷浓度超过 IDLH 浓度的环境下，选择的辅助逃生型呼吸防护用品可以是携气式，也可以是过滤式，但应适合正己烷的浓度水平。

注：√表示允许选用；H 表示半面罩；F 表示全面罩；T 表示全面罩和送气头罩；L 表示开放型面罩。

B.2 皮肤防护用品选择

B.2.1 劳动者应选择合适的皮肤防护用品并进行适当的维护，以保证接触正己烷时能起到有效的保护作用。皮肤防护用品（手套、套筒、防护服）的选择亦要基于劳动者接触正己烷的浓度和时间。各种材料对正己烷渗透的抵抗能力见表 B.2。

表 B.2 不同材料对正己烷渗透的抵抗能力

材料	穿透时间/h
腈橡胶	>8
聚乙烯醇	>8
聚四氟乙烯	>8
氟橡胶	>8
丁基橡胶	<1[①]
天然橡胶	<1[①]
氯丁(二烯)橡胶	<1[①]
聚乙烯	<1[①]
聚氯乙烯	<1[①]

① 不推荐，可能发生穿透侵蚀。

B.2.2 评估皮肤防护用品的防护能力，用人单位应参考可信的数据和制造商的推荐，如不同厂家生产的类似防护服化学耐受性有显著的不同（比如丁基橡胶）；混合材料的化学耐受性与其含有的任一纯组分材料有显著区别等。

B.2.3 作业人员需穿戴工作服、工作裤或其他类似的全身覆盖防护措施，并且每日清洗。用人单位应提供寄物柜或其他密闭区域，分别存放作业人员的工作衣物和生活衣物。下班后劳动者应脱下工作服，送去清洗。应告知洗涤人员污染物的潜在危害和预防措施。

B.2.4 任何有化学耐受性的防护服和防护手套在使用时都要定期检测，以确保其防护的有效性。

B.2.5 在炎热天气或闷热不通风的作业场所，需考虑其透气性能。

B.2.6 在任何涉及有毒腐蚀性溶剂操作中，应佩戴防溅式化学护目镜和面罩，以免液体溅入眼睛。

B.3 通风排毒的具体要求

排毒要求的控制风速在 $0.25\sim3m/s$ 之间，常用风速为 $0.5\sim1.5m/s$。管道风速采用 $8\sim12m/s$。进气口与排风口应保持相离 10m 以上的距离，防止排出的污染空气又被吸回室内。柜形排风罩内有热源存在时，应在排风罩上部排风。密闭设备宜尽量减少漏风的缝隙和孔洞，仅设置必要的观察窗、操作口及检修口。密闭设备内应有一定的排风量，保持处于负压状态。排风量一般要求能在操作口和检修门开启时，达到要求的控制风速。

附录二 职业性慢性正己烷中毒的诊断

（GBZ 84—2017）

1 范围

本标准规定了职业性慢性正己烷中毒的诊断及处理原则。

本标准适用于职业性接触正己烷所致慢性中毒的诊断和处理。

2 规范性引用文件

下列文件对于本文件的应用是必不可少的。凡是注日期的引用文件，仅注日期的版本适用于本文件。凡是不注日期的引用文件，其最新版本（包括所有的修改单）适用于本文件。

GB/T 16180 劳动能力鉴定 职工工伤与职业病致残等级

GBZ 76 职业性急性化学物中毒性神经系统疾病诊断标准

GBZ/T 247 职业性慢性化学物中毒性周围神经病的诊断

3 诊断原则

根据较长时间接触正己烷的职业史，出现以多发性周围神经损害为主的临床表现，结合神经-肌电图检查结果及工作场所职业卫生学资料，综合分析，排除其他原因所致类似疾病，方可诊断。

4 诊断分级

4.1 轻度中毒

长期接触正己烷后，出现肢体远端麻木、疼痛，下肢沉重感，可伴有手足发凉多汗、食欲减退、体重减轻、头昏、头痛等，并具有以下一项者：

a）肢体远端出现对称性分布的痛觉、触觉或振动觉障碍，同时伴有跟腱反射减弱；

b）下肢肌力 4 级；

c）神经-肌电图显示轻度周围神经损害（见 GBZ/T 247）。

4.2 中度中毒

在轻度中毒的基础上，具有以下一项者：

a）跟腱反射消失；

b）下肢肌力 3 级；

c）神经-肌电图显示周围神经损害明显（见 GBZ/T 247），可有较多的自发性失神经电位。

4.3 重度中毒

在中度中毒基础上，具有以下一项者：

a）下肢肌力 2 级或以下；

b）四肢远端肌肉明显萎缩，并影响运动功能；

c）神经-肌电图显示周围神经损害严重（见 GBZ/T 247）。

5 处理原则

5.1 治疗原则

5.1.1 脱离接触。

5.1.2 中西医综合疗法，促进神经修复、再生，辅以针灸、理疗和四肢运动功能锻炼等。

5.2 其他处理

如需进行劳动能力鉴定，按 GB/T 16180 处理。

6 正确使用本标准的说明

参见附录 A。

附录 A

（资料性附录）

正确使用本标准的说明

A.1 正己烷主要用作印刷、五金、电子等行业的除污清洁剂，皮革鞋业、箱包业的黏合剂，油漆行业的稀释剂，食品制造业的粗油浸出，日用化学品制造业的花香溶剂萃取，塑料制造业的丙烯溶剂回收等。也可作为汽油添加剂以提高其辛烷值。此外，在石油馏分、炼气、天然气分离时亦可接触正己烷。

A.2 较长时间接触正己烷是指至少接触 3 个月以上，部分患者接触较高浓度可 1~3 个月发病，出现多发性周围神经病，可参考此标准。

A.3 多发性周围神经病是本病的临床特点和诊断起点，诊断多发性周围神经病的依据是以四肢远端为重的双侧对称性感觉异常或感觉障碍、下运动神经元性运动障碍以及神经-肌电图出现神经源性损害改变等表现。其诊断分级以不同程度周围神经损害划分。

A.4 四肢感觉障碍及跟腱反射减弱是慢性轻度中毒的早期表现，应反复仔细检查这两项体征。肌力分级标准参见 GBZ 76。

A.5 神经-肌电图检查对本病早期诊断有重要意义。慢性正己烷中毒以周围神经轴索损害为主，可伴脱髓鞘病变，应重点检查四肢远端肌肉的肌电图及四肢感觉、运动神经传导速度。检查方法及其结果判断基准参见 GBZ/T 247。

A.6 尿 2,5-己二酮仅为正己烷近期接触指标，其与中毒程度不平行，亦不能以尿 2,5-己二酮正常否定诊断，故未列为诊断指标。

A.7 慢性正己烷中毒需要排除其他原因引起的周围神经病，如呋喃类、异烟肼、砷、三氯乙烯、氯丙烯、磷酸三邻甲苯酯（TOCP）、甲基正丁基酮、丙烯酰胺、有机磷等中毒及糖尿病、感染性多发性神经炎、原发性侧索硬化等。

A.8 慢性正己烷中毒的治疗应使用综合疗法，包括：脱离接触，保证患者有足够营养，给予 B 族维生素、神经生长因子、能量合剂、活血化瘀、通络补肾的中药，及辅以针灸、理疗和四肢运动功能锻炼等。

附录三 工作场所空气有毒物质测定
第 60 部分：戊烷、己烷、庚烷、辛烷和壬烷
（GBZ/T 300.60—2017）

1 范围

GBZ/T 300 的本部分规定了工作场所空气中戊烷、己烷、庚烷、辛烷和壬烷的溶剂解吸-气相色谱法和戊烷、己烷和庚烷的热解吸-气相色谱法。

本部分适用于工作场所空气中气态和蒸气态戊烷、己烷、庚烷、辛烷和壬烷浓度的检测。

2 规范性引用文件

下列文件对于本文件的应用是必不可少的。凡是注日期的引用文件，仅注日期的版本适用于本文件。凡是不注日期的引用文件，其最新版本（包括所有的修改单）适用于本文件。

GBZ 159　工作场所空气中有害物质监测的采样规范

GBZ/T 210.4　职业卫生标准制定指南　第 4 部分：工作场所空气中化学物质的测定方法

3 戊烷、己烷、庚烷、辛烷和壬烷的基本信息

戊烷、己烷、庚烷、辛烷和壬烷的基本信息见表 1。

表 1　戊烷、己烷、庚烷、辛烷和壬烷的基本信息

化学物质	化学文摘号（CAS 号）	分子式	分子量
正戊烷 （*n*-Pentane）	109-66-0	$CH_3(CH_2)_3CH_3$	
异戊烷 （2-甲基丁烷,Isopentane）	78-78-4	$C_2H_5CH(CH_3)_2$	72.2
新戊烷 （2,2-二甲基丙烷,Neopentane）	463-82-1	$(CH_3)_4C$	

化学物质	化学文摘号 （CAS 号）	分子式	分子量
正己烷 （n-Hexane）	110-54-3	$CH_3(CH_2)_4CH_3$	86.2
正庚烷 （n-Heptane）	142-82-5	$CH_3(CH_2)_5CH_3$	100.2
正辛烷 （n-Octane）	111-65-9	$CH_3(CH_2)_6CH_3$	114.22
正壬烷 （n-Nonane）	111-84-2	$CH_3(CH_2)_7CH_3$	128.26

4 戊烷、己烷、庚烷、辛烷和壬烷的溶剂解吸-气相色谱法

4.1 原理

空气中的戊烷、己烷、庚烷、辛烷和/或壬烷用活性炭采集，二硫化碳解吸后进样，经气相色谱柱分离，氢焰离子化检测器检测，以保留时间定性，峰高或峰面积定量。

4.2 仪器

4.2.1 活性炭管：溶剂解吸型，内装 100mg/50mg 活性炭。

4.2.2 空气采样器，流量范围为 0～500mL/min。

4.2.3 溶剂解吸瓶：5mL。

4.2.4 微量注射器。

4.2.5 气相色谱仪，具氢焰离子化检测器，仪器操作参考条件：

    a) 色谱柱：$30m \times 0.32mm \times 0.5\mu m$，100%二甲基聚硅氧烷。

    b) 柱温：60℃；或程序升温：始温 45℃，以 5℃/min 升温至 80℃。

    c) 气化室温度：150℃。

    d) 检测室温度：200℃。

    e) 载气（氮）流量：1mL/min。

    f) 分流比：10∶1。

4.3 试剂

4.3.1 二硫化碳，色谱鉴定无干扰峰。

4.3.2 戊烷，20℃时，1μL 液体的质量为 0.6262mg。

4.3.3 己烷，20℃时，1μL 液体的质量为 0.6603mg。

4.3.4 庚烷，20℃时，1μL 液体的质量为 0.6837mg。

4.3.5 辛烷，20℃时，1μL 液体的质量为 0.7025mg。

4.3.6 壬烷，20℃时，1μL 液体的质量为 0.7176mg。

4.3.7 标准溶液：在 5mL 容量瓶中加入约 2mL 二硫化碳，用气密式微量注射器分别加入一定量的一种或多种待测物，用二硫化碳定容。由加入待测物的量计算出此溶液的浓度，为戊烷、己烷、庚烷、辛烷和/或壬烷标准溶液。或用国家认可的标准溶液配制。

4.4 样品的采集、运输和保存

4.4.1 现场采样按照 GBZ 159 执行。

4.4.2 短时间采样：在采样点，用活性炭管以 100mL/min 流量采集 15min 空气样品。

4.4.3 长时间采样：在采样点，用活性炭管以 50mL/min 流量采集 2～8h 空气样品。

4.4.4 采样后，立即封闭活性炭管两端，置清洁容器内运输和保存。样品在室温下可保存 7d，置 4℃冰箱内可保存更长时间。

4.4.5 样品空白：在采样点，打开活性炭管两端，并立即封闭，然后同样品一起运输、保存和测定。每批次样品不少于 2 个样品空白。

4.5 分析步骤

4.5.1 样品处理：将采过样的前后段活性炭分别放入两支溶剂解吸瓶中，各加入 1.0mL 二硫化碳，密封，解吸 30min，不时振摇。样品溶液供测定。

4.5.2 标准曲线的制备：取 4～7 支容量瓶，用二硫化碳稀释标准溶液成表 2 浓度范围的标准系列。参照仪器操作条件，将气相色谱仪调节至最佳测定状态，进样 1.0.L，分别测定标准系列各浓度的峰高或峰面积。以测得的峰高或峰面积分别对相应的待测物浓度（μg/mL）绘制标准曲线或计算回归方程，其相关系数应≥0.999。

表 2 标准系列的浓度范围

浓度范围	待测物		
	戊烷或庚烷	己烷	辛烷或壬烷
浓度范围/(μg/mL)	0.0～3000.0	0.0～600.0	0.0～2400.0

4.5.3 样品测定：用测定标准系列的操作条件测定样品溶液和样品空白溶液，测得的峰高或峰面积值由标准曲线或回归方程得样品溶液中戊烷、己烷、庚烷、辛烷和/或壬烷的浓度（μg/mL）。若样品溶液中待测物浓

度超过测定范围，用二硫化碳稀释后测定，计算时乘以稀释倍数。

4.6 计算

4.6.1 按 GBZ 159 的方法和要求将采样体积换算成标准采样体积。

4.6.2 按式(1)计算空气中戊烷、己烷、庚烷、辛烷和/或壬烷的浓度：

$$C = \frac{(c_1 + c_2)v}{V_0} \tag{1}$$

式中 C——空气中戊烷、己烷、庚烷、辛烷和/或壬烷的浓度，单位为毫克每立方米（mg/m³）；

c_1，c_2——测得的前后段样品溶液中戊烷、己烷、庚烷、辛烷和/或壬烷的浓度（减去样品空白），单位为微克每毫升（μg/mL）；

v——样品溶液的体积，单位为毫升（mL）；

V_0——标准采样体积，单位为升（L）。

4.6.3 空气中的时间加权平均接触浓度（C_{TWA}）按 GBZ 159 规定计算。

4.7 说明

4.7.1 本法按照 GBZ/T 210.4 的方法和要求进行研制。本法的检出限、定量下限、定量测定范围、最低检出浓度、最低定量浓度（以采集 1.5L 空气样品计）、相对标准偏差、穿透容量（100mg 活性炭）和平均解吸效率等方法性能指标见表 3。

表 3 方法的性能指标

性能指标	化学物质				
	戊烷	己烷	庚烷	辛烷	壬烷
检出限/(μg/mL)	0.2	0.2	0.2	0.5	0.5
定量下限/(μg/mL)	0.7	0.7	0.7	1.7	1.7
定量测定范围/(μg/mL)	0.7~3000	0.7~600	0.7~3000	1.7~2400	1.7~2400
最低检出浓度/(mg/m³)	0.13	0.13	0.13	0.33	0.33
最低定量浓度/(mg/m³)	0.44	0.44	0.44	1.1	1.1
相对标准偏差/%	1.8~4.4	1.8~4.4	1.8~4.4	1.2~5.7	1.2~5.7
穿透容量/mg	15	9.1	6.8	>18	>36
平均解吸效率/%	100	100	100	98.5	98.5

4.7.2 本法也可采用等效的其他气相色谱柱测定。根据测定需要可以选

用恒温测定或程序升温测定。

4.7.3 工作场所空气中可能共存的苯、甲苯、二甲苯和环己烷等不干扰测定；丁酮可能干扰正己烷。

5 戊烷、己烷和庚烷的热解吸-气相色谱法

5.1 原理

空气中的气态和蒸气态戊烷、己烷和庚烷用活性炭采集，热解吸后进样，经色谱柱分离，氢焰离子化检测器检测，以保留时间定性，峰高或峰面积定量。

5.2 仪器

5.2.1 活性炭管，热解吸型，内装 100mg 活性炭。

5.2.2 空气采样器，流量范围为 0～500mL/min。

5.2.3 热解吸器。

5.2.4 注射器，1mL、100mL。

5.2.5 微量注射器。

5.2.6 气相色谱仪，具氢焰离子化检测器，仪器操作参考条件：

    a) 色谱柱：30m×0.32mm×0.5μm，100％二甲基聚硅氧烷；

    b) 柱温：60℃；或程序升温：始温 45℃，以 5℃/min 升温至 80℃；

    c) 气化室温度：150℃；

    d) 检测室温度：200℃；

    e) 载气（氮）流量：1mL/min；

    f) 分流比：10∶1。

5.3 试剂

5.3.1 戊烷，20℃时，1μL 液体的质量为 0.6262mg。

5.3.2 己烷，20℃时，1μL 液体的质量为 0.6603mg。

5.3.3 庚烷，20℃时，1μL 液体的质量为 0.6837mg。

5.3.4 标准气：临用前，用气密式微量注射器分别准确抽取一定量的戊烷、己烷和/或庚烷，注入 100mL 气密式玻璃注射器中，用清洁空气稀释至 100.0mL，计算出浓度；再用清洁空气稀释成 100.0μg/mL 标准气。或用国家认可的标准气配制。

5.4 样品的采集、运输和保存

5.4.1 现场采样按照 GBZ 159 执行。

5.4.2 短时间采样：在采样点，用活性炭管以 200mL/min 流量采集

15min 空气样品。

5.4.3 长时间采样：在采样点，用活性炭管以 50mL/min 流量采集 2~8h 空气样品。

5.4.4 采样后，立即封闭活性炭管两端，置清洁的容器内运输和保存。样品在室温下可保存 8d，置 4℃冰箱内可保存更长时间。

5.4.5 样品空白：在采样点，打开活性炭管两端，并立即封闭，然后同样品一起运输、保存和测定。每批次样品不少于 2 个样品空白。

5.5 分析步骤

5.5.1 样品处理：将活性炭管放入热解吸器中，其进气端与 100mL 气密式注射器相连，另一端与载气（氮）相连，流量为 50mL/min，于 250℃下解吸至 100.0mL，样品气供测定。

5.5.2 标准曲线的制备：取 4~7 支 100mL 气密式玻璃注射器，用清洁空气稀释标准气成 0.0~10.0μg/mL 浓度范围的戊烷、己烷和/或庚烷标准系列。参照仪器操作条件，将气相色谱仪调节至最佳测定状态，进样 1.0mL，分别测定标准系列各浓度的峰高或峰面积。以测得的峰高或峰面积对相应的戊烷、己烷和/或庚烷浓度（μg/mL）绘制标准曲线或计算回归方程，其相关系数应≥0.999。

5.5.3 样品测定：用测定标准系列的操作条件测定样品气和样品空白气，测得的峰高或峰面积值由标准曲线或回归方程得样品气中戊烷、己烷和/或庚烷的浓度（μg/mL）。若样品气中待测物浓度超过测定范围，用清洁空气稀释后测定，计算时乘以稀释倍数。

5.6 计算

5.6.1 按 GBZ 159 的方法和要求将采样体积换算成标准采样体积。

5.6.2 按式(2)计算空气中戊烷、己烷和/或庚烷的浓度：

$$C = \frac{C_0}{V_0} \times 100 \tag{2}$$

式中　C——空气中戊烷、己烷和/或庚烷的浓度，单位为毫克每立方米（mg/m³）；

　　　C_0——测得的样品气中戊烷、己烷和/或庚烷的浓度（减去样品空白），单位为微克每毫升（μg/mL）；

　　　V_0——标准采样体积，单位为升（L）；

　　　100——样品气的体积，单位为毫升（mL）。

5.6.3 空气中的时间加权平均接触浓度（C_{TWA}）按 GBZ 159 规定计算。

5.7 说明

5.7.1 本法按照 GBZ/T 210.4 的方法和要求进行研制。本法的检出限为 $0.005\mu g/mL$，定量下限为 $0.017\mu g/mL$，定量测定范围为 $0.017\sim100\mu g/mL$；以采集 3L 空气样品计，最低检出浓度为 $0.2mg/m^3$，最低定量浓度为 $0.7mg/m^3$；相对标准偏差为 $1.2\%\sim5.7\%$，穿透容量（100mg 活性炭）：戊烷为 15mg，己烷为 9.1mg，庚烷为 6.8mg；平均解吸效率：戊烷为 100%，己烷为 86.7%，庚烷为 81%。

5.7.2 本法也可采用等效的其他气相色谱柱测定。根据测定需要可以选用恒温测定或程序升温测定。

附录四 工作场所正己烷职业安全卫生防护手册

一、正己烷的使用、储存和运输

1. 检查和评估化学品中是否含有正己烷

不同化学品中正己烷的含量不同，化学品中正己烷含量越高，对人的健康危害可能就越大。常见的含有正己烷的化学品有清洗剂和稀释剂等，常用的行业有电子、印刷、制鞋和油漆等。因此要安排专门人员检查和评估化学品中是否含有正己烷，尽量选择正己烷含量低的化学品，使用无毒或低毒的化学替代品，如正庚烷、正戊烷、酒精等。

你打算行动吗?
□是　　□否　　□会优先解决
备注：（记录化学品名称）

——————————————————

2. 通过资料来识别正己烷

通过资料来掌握正己烷的基本信息（包括物质鉴别、外观和气味、物理化学性质、反应性和接触限值等）。
你打算行动吗?
□是　　□否　　□会优先解决
备注：（记录未解决的问题）

——————————————————

3. 通过供应商来识别正己烷

提供符合要求的"物质安全数据说明书（MSDS）"是供应商的法定职责。在采购时，应要求供应商提供 MSDS 和合格的挥发性组分检测报告原件。使用不明化学成分的溶剂时，应进行抽样检测，以确定挥发性气体中是否含有正己烷。

你打算行动吗？

□是　　□否　　□会优先解决

备注：（查看 MSDS 和质谱报告）

---

4. 化学品的包装容器上应有标签

在工作场所使用的所有化学品包装上都应有标签，分装化学品的容器上别忘了贴上标签。

你打算行动吗？

□是　　□否　　□会优先解决

备注：（检查化学品容器标签，记录问题）

---

5. 化学品标签应符合规范要求

供应商提供的化学品标签应有中文说明，包括以下信息：产品标识（化学名或商品名）、危害警示、厂商名称和地址、化学品泄漏处置方法、安全储存方法和预防健康危害的措施等。

你打算行动吗？

□是　　□否　　□会优先解决

备注：（记录标签信息）

---

6. 储存化学品的容器要盖紧

正己烷具有高挥发性，盖紧储存化学品的容器瓶盖，可以有效降低正己烷在工作场所空气中的浓度，保护劳动者健康。

你打算行动吗？

□是　　□否　　□会优先解决

备注：（记录化学品密闭情况）

---

7. 化学品应尽量储存在仓库里

按照化学品的危险性分类，将含有正己烷的化学品存放于阴凉通风的仓库，注意与引火源（如发电机、变压器等）分开。严禁吸烟。不应将含正己烷的化学品直接暴露于阳光下或高温场所，以免发生自燃。

你打算行动吗？

☐是　　☐否　　☐会优先解决

备注：（记录未解决问题）

_____

8. 化学品储存区域应限制人员接近或进出

限制和控制人员接近化学品储存区域，并严格按规定进出化学品仓库。

你打算行动吗？

☐是　　☐否　　☐会优先解决

备注：（检查登记记录）

_____

9. 化学品应分类储存，存取记录要完善

按照易燃易爆物品管理正己烷，根据正己烷的含量和储存量分类存放，含正己烷的化学品不能与氧化剂类化学品共同存放，做好存取记录。

你打算行动吗？

☐是　　☐否　　☐会优先解决

备注：（记录物品储存情况）

_____

10. 应将化学品放置在货架上

工作场所应将含正己烷的化学品放在货架上，不要随便放置在地面上。

你打算行动吗？

☐是　　☐否　　☐会优先解决

备注：（记录化学品名称）

_____

11. 标签不明的化学品应指定一个名称

对于标签不明的化学品，应在化学品清单中指定一个名称（如未知化学品1、未知化学品2），并张贴到该化学品的容器上，说明它们在工厂中

的自然方位，以便在后期追踪时补充标签。

你打算行动吗？

□是　　□否　　□会优先解决

备注：（记录未知化学品位置）

---

12. 暂不需要的化学品不要放置在工作场所

化学品按照工作班的需要量领取，暂不需要的物品，尤其是一些储存化学品的容器，应存放在库房。

你打算行动吗？

□是　　□否　　□会优先解决

备注：（记录存放化学品容器名称）

---

13. 化学品应控制储存量

与供货商建立良好供货关系，尽量减少易燃易爆危险品库存量。实行"零"库存为最理想。

你打算行动吗？

□是　　□否　　□会优先解决

备注：（记录危险品储存情况）

---

14. 在化学品运输和储存过程中确保其包装完整

在化学品运输和储存过程中应确保其包装完整，如包装破损应及时处理，避免有毒气体逸出。包装不符合要求的含正己烷的化学品须退回供应商。

你打算行动吗？

□是　　□否　　□会优先解决

备注：（记录化学品包装情况）

---

15. 尽量采用自动化和密闭化输送化学品，减少跑、冒、滴、漏

在生产过程中，物料泄漏会污染作业环境，甚至会造成职业中毒事

故。对容易发生泄漏的设备，如管道（包括管道、法兰、接头）、阀门、容器或泵、储罐等，应采用优质材料和密封性可靠的配件，并经常检查和维护。

你打算行动吗？

□是　　　□否　　　□会优先解决

备注：（记录检查情况）

---

16. 转移物料时应避免手工搬运

应提供手推车、轨道车及其他简易运输工具等来转移物料，避免手工搬运。

你打算行动吗？

□是　　　□否　　　□会优先解决

备注：（记录运输和遗漏情况）

二、厂房设计、通风、采光与照明

17. 厂房总平面布置功能分区要明确，生产区与办公区要隔开

将生产区和辅助生产区布置在当地全年最小频率风向的上风侧，办公区应布置在下风侧。

你打算行动吗？

□是　　　□否　　　□会优先解决

备注：（向气象部门了解当地全年最小频率风向）

---

18. 工作场所不住人

为了劳动者健康着想，将员工安排在远离工业区的地方生活，工作场所不住人。有健康的劳动者，才有企业可持续发展的未来。

你打算行动吗？

□是　　　□否　　　□会优先解决

备注：（工作场所住人吗？）

---

19. 设计化学品仓库时，要考虑事故通风

储存化学品的仓库要设计事故通风防护设施，换气次数不少于 12 次/h，以保证发生泄漏事故时，化学品安全有保障。

你打算行动吗？

□是　　□否　　□会优先解决

备注：（记录未解决问题）

___

20. 使用集中空调时要有足够的新风量

使用正己烷的场所不宜使用集中空调，确需使用集中空调的工作场所，换气量除能保持冷、热调节外，应保证人均新风量≥30m³/h。

你打算行动吗？

□是　　□否　　□会优先解决

备注：（有无新风量？）

___

21. 在清洗工序安装局部排风系统

排毒罩口应尽量靠近发生源，并加设围挡；罩口的形状与大小应与发生源的逸散区域和范围相适应；罩口应迎着正己烷气流的方向，吸入排毒罩口的气流路径，不应通过操作者的呼吸带。

你打算行动吗？

□是　　□否　　□会优先解决

备注：（记录局部通风情况）

___

22. 正确使用风扇

风扇和气流通道之间不应有障碍物，最好单侧使用风扇排风以防发生涡流。受污染的空气排出路径不能流经劳动者。

你打算行动吗？

□是　　□否　　□会优先解决

备注：（排风经过劳动者吗？）

___

23. 机械通风进风口设在室外空气清洁处

机械通风进风口位置设置很重要，应设在室外空气比较洁净处，回避有害气体的污染。排风口和进风口至少要有 10m 的间距。

你打算行动吗？

□是　　□否　　□会优先解决

备注：（检查进风口和排风口）

_____

24. 工作台面设计应符合工效学原理

把工具和物料等放置于劳动者容易够得到的地方，将开关和控制设施等设置于劳动者容易操作的位置，符合肘关节水平原则，以便于劳动者操作，同时要考虑使用防静电工作台。

你打算行动吗？

□是　　□否　　□会优先解决

备注：（记录是否便于操作?）

_____

25. 保证充足的光线和照度

通过增加天窗数量和面积、涂浅色的天花板和墙壁以及加设光源，来提供全方位的采光和照明，并定期清洁、维护和更新照明装置。

你打算行动吗？

□是　　□否　　□会优先解决

备注：（是否满足照明需求?）

_____

三、机械安全

26. 在机械转动的地方应设置安全保护装置

在有开放式齿轮、皮带转动的地方要设置安全保护装置。

你打算行动吗？

□是　　□否　　□会优先解决

备注：（将检查结果记录下来，采取行动解决）

---

27. 操作按钮要用中文说明

各种设备操作按钮中文说明要醒目，雇用外国劳动者操作还要标注劳动者的母语，以免误操作。

你打算行动吗？

□是　　□否　　□会优先解决

备注：（说明清楚吗？）

---

28. 紧急按钮要醒目

紧急按钮要用中文显示，安装在醒目位置，高度合适，便于劳动者操作。

你打算行动吗？

□是　　□否　　□会优先解决

备注：（位置妥当吗？）

---

29. 停电检修设备，闸刀开关挂上警示牌

设备出现故障需要停电维修时，拉下闸刀开关要挂牌，以避免发生触电等事故。

你打算行动吗？

□是　　□否　　□会优先解决

备注：（拉闸有提示吗？）

---

30. 进入密闭空间作业要办理准入证

进入印刷机内部、储罐、运输槽罐等正己烷密闭空间进行清洗、维修时，容易发生中毒。要严格遵守职业安全卫生操作规程，先通风、检测、评估，经作业负责人批准，办理"密闭空间作业票"后再进入作业。密闭空间外应有人监护，以防不测。

你打算行动吗？

□是　　□否　　□会优先解决

备注：（有准入证吗？）

_____

31. 定期对防护设施进行维修与保养，保证设备运行正常

建立职业卫生防护设施维护与保养制度，落实责任人，并定期检查落实情况，不带"病"运行设备。

你打算行动吗？

□是　　□否　　□会优先解决

备注：（记录设备维护情况）

_____

四、工作场所职业危害控制

32. 工作场所应设置警示标识

应在正己烷职业危害工作场所的醒目位置设置公告栏、中文警示标识、中文警示说明以及告知卡，使劳动者知悉工作场所存在的职业危害及防护知识。

你打算行动吗？

□是　　□否　　□会优先解决

备注：（检查公告栏内容及位置）

_____

33. 定期检测和评估工作场所正己烷的浓度

定期检测与评估工作场所正己烷的浓度，对于超过职业接触限值的地方应采取密闭、通风和隔离等防护措施，及时治理，消除隐患。

你打算行动吗？

□是　　□否　　□会优先解决

备注：（记录检测与评估结果）

_____

34. 对接触正己烷作业的劳动者进行职业健康检查

按国家要求对接触正己烷作业的劳动者进行职业健康检查,包括上岗前、在岗期间、离岗时和应急检查。必检项目是血、尿常规,血糖和心电图。凡患多发性周围神经病及糖尿病等职业禁忌证的人不宜从事接触正己烷的工作。发现疑似职业病和/或职业禁忌证的劳动者应将其调离原岗位。

你打算行动吗?

□是　　□否　　□会优先解决

备注:(记录体检情况)

_____

35. 严禁在通风不良的作业环境下工作

不得在通风不良的工作场所且个人防护用品未到位的情况下,安排劳动者从事使用不明化学成分的有机溶剂的清洗工作。

你打算行动吗?

□是　　□否　　□会优先解决

备注:(记录通风排毒情况)

_____

36. 制订个人防护用品计划

使用个人防护用品前,应对工作场所的职业性有害因素进行评估,以确定不同岗位人员佩戴个人防护用品的种类,并制订个人防护用品管理制度和配备计划。

你打算行动吗?

□是　　□否　　□会优先解决

备注:(记录指令标识位置)

_____

37. 保证个人防护用品安全有效

采购个人防护用品要索取供应商的资质,应有生产许可证、劳安标识(LA)与合格证,以确保个人防护用品安全有效。

你打算行动吗?

□是　　□否　　□会优先解决

备注：（检查"三证"的情况）

---

38. 配备有效的防毒口罩

配备有效的防毒口罩可防止化学气体进入体内。一般的纱布口罩防护正己烷没有效果，切勿使用，应使用符合要求的活性炭口罩或过滤式防毒面具，并确保其密闭性及面部的适合性。

你打算行动吗？

□是　　□否　　□会优先解决

备注：（记录佩戴口罩型号）

---

39. 手套和防护服能阻止皮肤接触化学品

在工作中不要徒手作业，应穿戴防护服，佩戴橡胶手套（禁用棉纱手套），以防止化学品通过皮肤进入体内。

你打算行动吗？

□是　　□否　　□会优先解决

备注：（记录未解决的问题）

---

40. 工作场所禁止进食、吸烟和饮水

吞入溅到或沉积到食物、饮料、香烟或手上的各种化学物质会危害健康。严格规定不在工作场所进食、饮水和抽烟，饭前、班后要洗手。

你打算行动吗？

□是　　□否　　□会优先解决

备注：（记录现场看到的问题）

---

41. 对女工应采取特殊保护措施

妇女处在孕期、产期和哺乳期时，人体生理发生了变化。如果接触化学性有害物质，不但会危害其健康，还会危害下一代。妇女在孕期、产期

和哺乳期应受特殊保护，需采取措施，减少接触机会和安排无毒害工作环境。

你打算行动吗？

□是　　□否　　□会优先解决

备注：（记录女工情况）

_____

五、辅助设施

42. 提供自行车等交通工具存放场所

设立自行车、电动车停车场，保持厂区整洁和通道畅通，安全防范意识要牢记。

你打算行动吗？

□是　　□否　　□会优先解决

备注：（记录未解决的问题）

_____

43. 在工作场所设立存物柜和更衣室

在工作场所设立存物柜和更衣室。更衣室的设置不应妨碍工作、阻挡光线或影响通风，应保障衣物和个人财产安全不受到损害。更衣室应按性别分别设置。不应将工作服穿回家。

你打算行动吗？

□是　　□否　　□会优先解决

备注：（记录未解决的问题）

_____

44. 为劳动者提供饮用水

在工作场所设置单独的饮水处，为劳动者提供充足、卫生和安全的饮用水。

你打算行动吗？

□是　　□否　　□会优先解决

备注：（记录未解决的问题）

_____

45．设立适宜的休息场所和就餐场所

在工作场所附近设立独立的休息场所和卫生安全的就餐场所。就餐场所的位置应远离工作台，以避免与脏物、粉尘或工作过程中所使用的危险物质接触，并尽可能使劳动者在用餐和休息时得到放松。

你打算行动吗？

□是　　　□否　　　□会优先解决

备注：（记录未解决的问题）

_____

46．设立厕所和盥洗间

在工作场所附近分别设立清洁的男、女厕所和盥洗水龙头，保证劳动者可在进食、饮水前洗手洗脸。

你打算行动吗？

□是　　　□否　　　□会优先解决

备注：（记录未解决的问题）

_____

六、应急准备与处理

47．制订应急预案

制订应急救援预案，应急救援预案应包括应急组成员及联系方式、危险源来源、事故发生后的应急措施和应急演练，并进行评估和定期演练。

你打算行动吗？

□是　　　□否　　　□会优先解决

备注：（记录演练情况）

_____

48．与附近医院建立医疗救援关系

与附近医院建立医疗救援关系很重要，并提供正己烷的 MSDS。

你打算行动吗？

☐是　　☐否　　☐会优先解决

备注：（医院急救电话）

---

49. 定期组织查找职业安全卫生隐患

经常性组织劳动者查找职业安全卫生隐患，使管理者对安全卫生问题做到心中有数，同时也使劳动者逐步提升安全卫生意识。

你打算行动吗？

☐是　　☐否　　☐会优先解决

备注：（记录储罐、仓库安全检查情况）

---

50. 确保紧急撤离通道畅通

及时清除障碍物，确保紧急撤离通道畅通，并组织劳动者培训和演练，掌握撤离方法。一旦发生事故，首先撤离人员，人的生命至关重要。注意撤离方向，千万不要顺着风向走。救援人员要注意佩戴个人防护用品。

你打算行动吗？

☐是　　☐否　　☐会优先解决

备注：（记录未解决的问题）

---

51. 工作场所设置正己烷检测报警装置

运输、清洗、储存和分装等易发生正己烷中毒或易燃易爆的工作场所，设置符合要求的空气中正己烷气体检测报警装置。

你打算行动吗？

☐是　　☐否　　☐会优先解决

备注：（记录安置的报警装置）

---

52. 按要求配备灭火器

工作场所应配备足够的泡沫、干粉、二氧化碳等灭火器，安放在醒目位置，并保证人人会用。

你打算行动吗？

□是　　　□否　　　□会优先解决

备注：（记录灭火器配备情况）

---

53. 设置正己烷应急处理装置

储存或分装等易发生急性正己烷中毒的工作场所，应在附近设置符合要求的洗眼器和喷淋装置，以备发生正己烷中毒时，劳动者能在 10 秒内获取。

你打算行动吗？

□是　　　□否　　　□会优先解决

备注：（记录喷淋和洗眼装置）

---

54. 配备应急救援个人防护用品

在可能发生泄漏的工作场所附近配备防毒面罩、化学品救援防护服等应急个人防护用品，并教会劳动者使用。

你打算行动吗？

□是　　　□否　　　□会优先解决

备注：（记录应急箱内物品）

---

55. 配备急救人员和车辆

按企业规模配备相应的急救人员和车辆，包括急救医生、驾驶员和专用急救车，以备在发生事故时可以第一时间启用。

你打算行动吗？

□是　　　□否　　　□会优先解决

备注：（记录急救人员的信息情况）

---

56. 配备应急救援说明书

配备应急救援说明书，使劳动者知晓一般应急救援流程，以及发生事故时可采取的自救与互救手段。

你打算行动吗？

□是　　　□否　　　□会优先解决

备注：（记录未解决的问题）

---

57. 应建立职业中毒报告制度

发生正己烷中毒事故时，在依法控制和急救的同时应立即向上级部门报告。报告内容包括事故发生的地点、时间、中毒人数、可能发生的原因、已采取的措施和事故发展趋势等。

你打算行动吗？

□是　　　□否　　　□会优先解决

备注：（记录是否建立顺畅的沟通机制）

---

58. 中毒事故现场设立警示标识和警戒线

发生正己烷职业危害的事故现场应设置警示标识，用黄色区域警示线将其与其他区域分隔开。

你打算行动吗？

□是　　　□否　　　□会优先解决

备注：（记录未解决的问题）

---

59. 立即清除溢出物，避免发生职业中毒或事故

如果发生溢出应立即清除溢出物，防止职业中毒或意外混合导致的燃烧或爆炸，按废弃物管理规定处理溢出物。

你打算行动吗？

□是　　　□否　　　□会优先解决

备注：（记录运输和遗漏情况）

七、职业安全卫生管理

60. 证照齐全、安全卫生有保障

投资办厂，首先要做好职业危害评价和安全评价。由专业机构把关，日后职业安全卫生有保障。

你打算行动吗？

□是　　　□否　　　□会优先解决

备注：（记录未解决的问题）

_____

61. 建立职业卫生管理组织，明确防治目标

最高管理者承诺执行职业病防治相关法律要求，建立职业卫生管理组织，制定职业病防治的方针目标，并告知劳动者（包括合同工、轮换工和临时工）。

你打算行动吗？

□是　　　□否　　　□会优先解决

备注：（记录承诺内容）

_____

62. 配备职业安全卫生专（兼）职人员

100人以上的用人单位应配备专职职业卫生管理人员，100人以下的用人单位应配备专（兼）职职业卫生管理人员。这些人员应接受职业安全卫生培训。

你打算行动吗？

□是　　　□否　　　□会优先解决

备注：（记录未解决的问题）

_____

63. 制订职业安全卫生管理制度

制订各项职业安全卫生管理制度，建立健全职业病防治责任制等，在制度制（修）订过程中应广泛征集劳动者意见，并在工作场所醒目位置

告知。

你打算行动吗？

□是　　□否　　□会优先解决

备注：（检查规章制度内容及执行情况）

---

64. 制订职业安全卫生操作规程

按岗位制订书面的职业安全卫生操作规程，并在醒目位置张贴，采取培训、监督检查等措施，保证劳动者遵照执行。

你打算行动吗？

□是　　□否　　□会优先解决

备注：（查看张贴位置）

---

65. 开展职业卫生培训并实行监督

管理者要对劳动者（包括合同工、轮换工、临时工）进行上岗前、在岗期间的职业安全卫生相关知识培训，培训内容包括正己烷的特性、正己烷中毒的特点以及如何自我防护等。

你打算行动吗？

□是　　□否　　□会优先解决

备注：（记录培训情况）

---

66. 建立健全职业卫生档案

用人单位应建立、健全职业卫生档案资料，详细记录在职业卫生的监督执法、技术服务、防治、管理以及科学研究活动中形成的各类文件材料。

你打算行动吗？

□是　　□否　　□会优先解决

备注：（记录未解决的问题）

---

67. 为劳动者建立健全职业健康监护档案

为劳动者建立健全职业健康监护档案。监护对象覆盖合同工、轮换工和临时工，包括上岗前、在岗期间、离岗和应急的各时期的健康监护数据。并免费为劳动者提供职业健康档案复印件。

你打算行动吗？

□是　　□否　　□会优先解决

备注：（记录档案存放情况）

---

68. 缴纳工伤保险

为正己烷接触者缴纳工伤保险费。以国务院第375号令《工伤保险条例》为基础，结合本单位实际为劳动者缴纳工伤保险。

你打算行动吗？

□是　　□否　　□会优先解决

备注：（检查保险合同）

---

69. 签订劳动合同及合同告知

在签订的合同中要如实告知劳动者工作过程中可能产生的职业危害及其后果以及应采取的职业防护措施。

你打算行动吗？

□是　　□否　　□会优先解决

备注：（检查劳动合同）

---

70. 定期评估，持续改进

一年至少一次评估职业安全卫生状况，撰写职业卫生年度报告，并根据年度报告制定新一年度的职业病防治的方针、目标、职业卫生计划和实施方案，持续改进工作场所职业安全卫生环境。

你打算行动吗？

□是　　□否　　□会优先解决

备注：（查看评估和落实情况）

八、正己烷的职业安全与健康问答

1. 什么是正己烷？正己烷的一般特性有哪些？

正己烷是无色易挥发液体，带有轻微的汽油味。商用正己烷是正己烷异构体与少量环戊烷、戊烷和庚烷异构体的混合物。英文名称：n-hexane；化学文摘号（CAS 号）：110-54-3；分子式：C_6H_{14}。

空气中正己烷的嗅阈浓度为 $230\sim460mg/m^3$（$65\sim130ppm$，$1ppm=3.53mg/m^3$）。它的一般特性包括：分子量：86.1，沸点：68.9℃，微溶于水，易溶于酒精、丙酮、乙醚和三氯甲烷，蒸气相对密度（空气为1）：2.97，蒸气比空气重，能沿地面流动，造成远处着火。28℃时与四氧化二氮相混能引起爆炸。

2. 正己烷易燃，对正己烷引起的火灾应如何处理？

对正己烷引起的火灾应该在上风向的最大距离处进行灭火。隔离危险区域，无关人员离开并拒绝进入。若正己烷储罐、运输槽车、轻轨引起的火灾则隔离区域半径要达到 800m 以上。对于货物堆放区的大火，使用无人水龙头或配有监测器的喷嘴，假如此方法不可行，可从燃烧区撤离让大火燃烧完。应急人员在进入之前应远离低洼地和不通风的地方。挥发性蒸气可使火势复原，在室内、室外、下水道可引起中毒或爆炸。盛放正己烷的容器应移开着火区，以免引起爆炸。若不行，则可用水进行容器外围冷却直至火苗熄灭，不能把水放到盛放正己烷的容器中。远离盛放容器。假如听到事故通风装置的报警音或看到火灾引起容器的变色，相关人员应立即撤离。对正己烷引起的火灾进行灭火时，消防人员应穿戴整套防护服并配备空气呼吸器。

灭火剂的选择：小火用干粉、二氧化碳、水喷雾或常规泡沫。大火用水喷雾、雾状水或常规泡沫。

3. 日常工作中，使用以下的化学产品可能含有正己烷。您对照一下。

第一类：清洗剂。型号：AH-03/AH-03/DVC-01/MT-35/TF-

2000A/YX-7730/120-E/EE-6310/GH-227 环保/GW-101/KESH-1280E 液晶/无铅/LK-866W/佐川 PCB1123 清洗剂，金属加工液环保清洗剂，环保清洗剂，AF-20 菲林清洁剂，清洁水，去污水，五金清洗液，去渍水，大洁王干洗去污剂等。

第二类：稀释剂。型号：PM-01 稀释剂，开油水 S♯2000 丙烯酸稀释剂，407 稀释剂，无铅稀释剂 LK-X166W 等。

第三类：开油水。型号：TS9000 开油水，S-U605-40 开油水，7330 开油水等。

第四类：油类溶剂。型号：93♯汽油，白电油，300 白电油，顶针油，石油醚，去渍油。

第五类：抹机水。型号：TF-120 抹机水，环保抹机水，HTL-203 无铅抹机水，抹油水，抹字水。

第六类：洗板水。型号：120-1D/120-ED/Z-LC 洗板水，环保洗板水等。

第七类：其他。胶水（ABS胶水/UL黄胶/软胶），防锈剂（防锈油/佐川长期防锈剂），除尘剂，414 静电轮除尘剂，松节水，天那水，洗胶布水，洗面水，洗车水，D1435 调薄水，丁酮，PEI-102 油墨，金鹰干性脱模剂，8563AY 绝缘漆，JS-808B 环保无卤助焊剂，糊料，静电水 TC-31，工业酒精，酒精-AH06 等。

4. 人体接触正己烷主要有哪些途径？危害及中毒表现如何？

接触正己烷的主要途径是经呼吸道、皮肤、消化道/或眼睛接触。

正己烷是一种麻醉剂和神经毒素；对人体上呼吸道、眼、皮肤均有刺激作用。正己烷对人体有神经毒性作用，停止接触后神经系统的功能失调还会延续几个月。该病起病隐匿而缓慢，从接触到发病 3~39 个月，病程 6~30 个月不等，接触量越大，发病潜伏期越短。

急性接触：急性接触会导致头晕、恶心、头痛，刺激眼、鼻、喉咙和皮肤。

慢性接触：长期慢性接触会导致感觉紊乱，肌肉收缩无力，腿部远端对称性疼痛。临床改变包括肌肉萎缩，肌力降低，足下垂，麻木，刺痛，手足发麻。神经病学检查显示运动神经传导速度减慢，神经组织受损，末梢神经肿胀，髓鞘变性。停止接触 2~3 个月后这些症状仍可能加重，也可能会引起视觉改变。

5. 在有正己烷的工作环境中，如何监测正己烷的浓度？

主要有两个方面，一是工作场所空气监测，二是生物材料监测。对工作场所空气中正己烷浓度的监测一般选用活性炭管进行采样，样品采用二硫化碳或热解吸进行处理，用 FID 气相色谱进行分析。生物监测包括对身体组织和体液的采样和分析，得到毒物环境的接触水平。在工作环境中接触正己烷的劳动者，其呼出气和尿中可检测到 2,5-己二酮。工作班后尿中的生物接触限值是每升尿中对应不超过 4.0mg 2,5-己二酮。尿中 2,5-己二酮不能作为正己烷中毒的诊断指标。

6. 接触正己烷的劳动者应如何进行防护？

可以从三个方面进行防护。一是皮肤接触正己烷，应迅速用肥皂水清洗被污染皮肤。迅速脱去被污染的衣服，清洗衣服的人员要注意该物质的有害性质，尤其是它能引起皮肤疼痛和对神经系统的损害。二是接触正己烷的劳动者在用餐、抽烟、如厕、化妆和敷药前要彻底清洗双手、前臂和脸部。并禁止在处理、存储正己烷的场所进行上述活动。三是对正己烷化学品应在阴凉、干燥和通风良好的地方保存，并要存放于密闭性良好的容器中，容器应避免可能的物理损害并远离强氧化剂。

7. 针对正己烷的特点，如何选择恰当的个人防护用品？

有六个方面需要注意：

（1）劳动者应选择合适的个人防护服和装备，并要进行维护，以保证接触正己烷时能起到有效的保护作用。要根据劳动者接触正己烷的水平来选择个人防护用品（手套、套筒、防护服）。各种材料对正己烷渗透的抵抗能力见下表：

材料	穿透时间/h
腈橡胶	>8
聚乙烯醇	>8
聚四氟乙烯	>8
氟橡胶	>8
丁基橡胶	<1[①]
天然橡胶	<1[①]
氯丁(二烯)橡胶	<1[①]
聚乙烯	<1[①]
聚氯乙烯	<1[①]

① 不推荐，可能发生穿透侵蚀。

（2）为评估接触正己烷时，个人防护用品的防护能力，用人单位应参考可信的数据和制造商的推荐，不同厂家生产的类似防护服化学耐受性有显著的不同（比如丁基橡胶）。另外，混合材料的化学耐受性也会和其中任一纯组分材料有显著区别。

（3）劳动者需要穿戴的工作服、工作裤或其他类似的全身覆盖防护措施应每日清洗。用人单位应提供存物柜或衣柜，分别存放劳动者的工作服和生活衣物。下班后劳动者都应脱下工作服，送去清洗。应告知洗涤人员污染物的潜在危害和预防措施。

（4）任何有化学耐受性的防护服在使用时都要定期检测，测定它保护皮肤的有效性。工作场所附近必须配备沐浴设施和眼睛冲洗设备。

（5）在任何涉及有毒腐蚀性溶剂的操作中，都要佩戴防溅式化学护目镜和面罩（至少 20～30cm 长），以免液体溅入眼睛。

（6）防护服应避免接触油脂，经常检修维护。应注意防护服可能会阻止人体热量散发，尤其在炎热天气或闷热不通风的工作场所。

8. 有正己烷存在的工作环境对通风系统有什么具体要求？

进气口与排风口必须保持相离 10m 以上的距离，防止排出的污染空气又被吸回室内。排毒要求的控制风速在 0.25～3m/s 之间，常用风速为 0.5～1.5m/s。管道风速采用 8～12m/s。柜形排风罩内有热源存在时，应在排风罩上部排风。密闭设备宜尽量减少漏风的缝隙和孔洞，仅设置必要的观察窗、操作口及检修口。密闭设备内应有一定的排风量，保持处于负压状态；排风量一般要求能在操作口和检修门开启时，达到要求的控制风速。

9. 工作场所正己烷卫生标准有哪些？

为了保护劳动者的健康，我国及美国均制定了工作场所中正己烷的职业接触限值：

（1）按照 GBZ 2.1—2019 正己烷时间加权平均容许浓度（PC-TWA）：$100mg/m^3$；短时间接触容许浓度（PC-STEL）：$180mg/m^3$；立即威胁生命或健康的浓度（IDLH）：$3883mg/m^3$，1100ppm；职业接触生物限值：尿中 2,5-己二酮 $35.0\mu mol/L$（4.0mg/L），工作班后。

（2）美国职业安全健康管理局（OSHA）发布的容许接触限值（PEL）是 $1800mg/m^3$（500ppm），为 8h TWA。

（3）美国国立职业安全卫生研究所（NIOSH）发布的正己烷推荐接触限值为 180mg/m³（50ppm），为 10h/d，40h/周的 TWA。

（4）美国政府工业卫生师协会（ACGIH）推荐的正己烷的阈限值为 176mg/m³（50ppm），为 8h/d，40h/周的 TWA。

10. 能否举例说明慢性正己烷中毒。

职业性慢性正己烷中毒常呈群发性，进展缓慢且具有隐匿性。下面是某企业劳动者正己烷中毒的实例：

【企业】　某电子科技有限公司

【时间】　2009 年 11 月

【地点】　无尘包装车间

【岗位】　手机屏幕清洗

【毒物名称】　白电油（主要含正己烷）

【中毒病名】　慢性正己烷中毒

【中毒原因】　未识别清洗剂中有害化学成分、未申报职业危害、无新风补充和排风措施、未对车间空气定期检测、未提供合格个人防护用品。

【调查经过】　该电子科技有限公司为独资企业，主要从事手机外壳加工，有 100 多名员工。为保证手机产品外观的洁净，将原先的厂房进行了改造变成无尘车间，用吸顶式空调来保证车间内的恒温恒湿，无外界的新风补充。选用一种清洗效果好、挥发速度快的"白电油"溶剂对手机屏幕进行清洗，使用这种工艺没有向职业卫生监督管理部门申报。劳动者没有配备活性炭口罩，仅提供橡胶指套。每天上班 8 小时，由于订单多，每天平均加班 3 小时，半年后，部分员工出现乏力，握不稳筷子，两腿酸软，上楼梯困难，蹲下不易站起等自主症状，职业卫生监管部门接到投诉后进行调查和处理，经职业病诊断机构确认为职业性慢性正己烷中毒。

调查发现，清洗手机表面的"白电油"擦洗剂其挥发性组分主要为正己烷，由于车间擦洗岗位人员众多、地域狭小，为保证无尘，未安装通风排毒装置，随着工作时间的延长，工作场所正己烷浓度越来越高，经测定正己烷浓度严重超标，个人防护用品又不到位，根本没有为员工进行职业健康检查，使用白电油前既没有向有关监管部门申报，也没有对员工和企业管理者进行有关正己烷职业危害防护知识的培训和宣传，导致一起本可预防的职业性慢性正己烷中毒事故的发生，最后确诊有 34 名个人为职业性慢性正己烷中毒，全部治愈达 3 年时间，总费用近 500 万元，企业因此而倒闭，给劳动者、用人单位和社会带来极大的伤害。

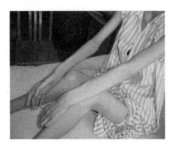

严重者四肢远端肌肉萎缩

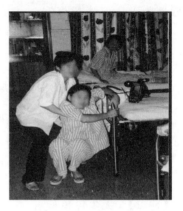

四肢无力，容易摔倒